필라테스 지도자와 교습생을 위한 교과서

개정판

1 재활 필라테스 매트

PILATES

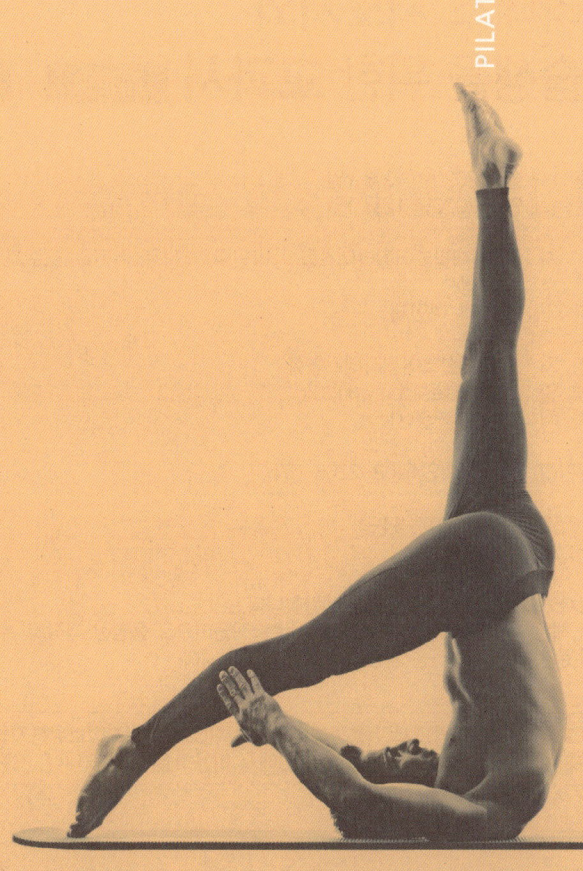

필라테스 지도자와 교습생을 위한 교과서 개정판 ① 재활필라테스 매트

개정판 1쇄 발행 2020년 12월 1일
개정판 1쇄 인쇄 2020년 12월 1일

저　　자 : [국제재활코어필라테스협회] 박민주, 박상윤, 손진솔, 오수지, 김영웅, 송류리, 박혜주, 박진주, 이준화, 백형진, 양지혜
감　　수 : 김보성
디 자 인 : 최영재, 이민재

발 행 처 : 국제재활코어필라테스협회
이 메 일 : corepilates@bmworks.kr
연 락 처 : 02-334-5881

인쇄/편집 : 금강기획인쇄(02-2266-6750)

ISBN : 979-11-89807-34-4
가격 : 45,000원

※ 저자와의 협의에 의해 인지를 생략합니다.
※ 이 책은 저작권법에 의해 보호를 받는 저작물이므로 동영상 제작 및 무단전제와 복제를 금합니다.
※ 잘못된 책은 구입하신 서점에서 교환해 드립니다.

> 이 도서의 국립중앙도서관 출판예정도서목록(CIP)은 서지정보유통지원시스템 홈페이지(http://seoji.nl.go.kr)와 국가자료종합목록 구축시스템(http://kolis-net.nl.go.kr)에서 이용하실 수 있습니다. (CIP제어번호 : CIP2019001520)

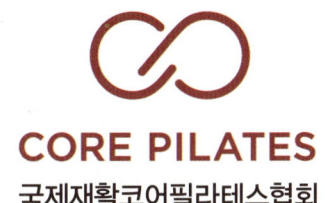

저자

박민주 (대표저자)
코어필라테스협회 본부장
엘츠필라테스 발산점 대표
'해부학 쉽게 공부하기' 대표저자

박상윤
서울시립대학교 스포츠과학과 전공
국제재활코어필라테스협회 교육팀장
'PMA-NCPT' 대표저자

박혜주
코어필라테스협회 마스터 강사
엘츠필라테스 지점장
Aerial yoga 자격증 교육강사

손진솔
건양대학교 간호학과 전공
국제재활코어필라테스협회 교육강사
'점핑보드필라테스 교과서' 공동저자

박진주
코어필라테스협회 마스터 강사
인하공업전문대학 호텔경영과 전공
엘츠필라테스 전임강사

오수지
세종대학교 체육학 석사과정
코어필라테스협회 교육강사
'스파인코렉터 필라테스 교과서' 대표저자

이준화
(주)BM 교육이사
'Anatomy of Golf' 대표역자
단국대학교 스포츠의학과 석사 졸업

김영웅
한양대학교 체육학과 전공
바디메카닉 교육강사
인재육성프로젝트 대표강사

백형진
대한예방운동협회 협회장
한양대 미래인재교육원 겸임교수
'프리햅 운동' 대표역자 외 다수 공역 및 공저

송류리
이화여자대학교 영양학 석사
바디메카닉 교육강사
'아크배럴 필라테스 교과서' 공동저자

양지혜
'보수 필라테스 교과서' 대표저자
'질환별 힐링마사지' 대표역자
차의과학대학교 통합의학 석사

머리말

필라테스 분야는 1990년대 중반에서 후반에 걸쳐, 거의 알려지지 않은 운동에서 열정적인 소수의 무용수, 서커스 연기자와 배우들에 의해 알려져 이제는 생활 속의 운동법으로 자리매김했다. 미국에서는 필라테스를 하는 인구가 2000년 170만 명 정도에서 2006년 약 1060만 명으로 증가하였고, 세계적으로도 필라테스 인구의 증가는 가히 폭발적이다.

이에 따라 필라테스는 많은 새로운 곳에 스며 들어 피트니스 클럽, 운동선수 훈련 프로그램과 의료시설에 적용되는 등 다수의 긍정적인 결과를 가져왔다. 예술인과 체육인 뿐만 아니라 일반인도 건강을 위해 필라테스를 하기 시작한 것이다.

하지만 필라테스 지도자는 단순히 필라테스 동작만 잘 가르치는 게 아니라, 동작은 잘 가르치는 건 물론 깊이 있는 해부학 지식을 기반으로 운동에 대한 기본적인 설명을 제공하고, 응용 운동이나 변형 운동으로 또는 특정한 목적을 가진 수강생을 위해 적용할 수 있어야 한다.

요즘 무분별하게 생겨나는 필라테스 스튜디오와 지도자 과정들을 보면 단기 속성으로 누구나 필라테스 지도자가 될 수 있다고 얘기하지만, 정작 필드에서 일하고 있는 강사들은 지도자 과정에서 항상 교육과정의 부족함을 느끼고 더 많은 교육과 세미나를 찾아 듣고 공부한다.

강사가 되어 필드에 나오기 전에 지도자 과정에서 조금 더 심도 있게 공부했으면 좋았을 텐데, 내가 미리 알고 있었더라면 좋았을 텐데, 하는 내용들, 티칭 팁에 대해서 디테일하게 써보았다.

이 책은 필라테스 지도자는 물론, 초보 수강생들에게도 유용할 것이다.
필라테스의 원칙을 이해하여 동작에서 동작으로 이어지는 움직임의 흐름을 느끼게 된다면, 당신의 파워하우스(코어)에서 폭발적인 에너지가 뻗어나가 필라테스 혹은 다른 운동, 일상생활에 서의 움직임들이 훨씬 효율적이고, 건강해지는 것을 느낄 수 있을 것이며, 회원에게 주는 티칭 큐들이 훨씬 디테일해질 것이다.

조셉 필라테스는 "신체적인 건강함은 행복의 첫 번째 필수 조건이다."라고 말했다.
그리고 그는 정신과 신체 모두를 위한 피트니스를 설계하는 것을 삶의 목표로 삼았다. 필라테스의 말 처럼, 정신과 신체 모두가 건강해지는 필라테스를 즐겨보길 바란다.

1. 필라테스의 역사

조셉 필라테스는 1883년 12월 9일 독일에서 태어났다. 그의 아버지는 체조 선수였으며, 어머니는 자연요법 치료사였다. 그는 선천적으로 약하게 태어나서 류머티스염과 천식 그리고 구루병을 앓았고 약한 호흡기로 많이 힘들어 했다. 그는 스스로를 위해 신체와 정신을 강하게 하기 위한 방법들을 탐구하고, 권투, 펜싱, 레슬링, 요가 등 다양한 운동을 통해 동작을 만들어내고 신체와 정신의 통합으로 이상적인 몸을 만들기 위해 애썼다.

세계 1차 대전 때인 1941년쯤에 그는 퍼포머(per-former)와 복서(boxer)로 영국에 살고 있었다. 그곳에서 그는 그가 20년 넘게 요가, 젠, 고대 그리스와 로마의 신체단련법으로 독학하고 연습하여 발전시킨 개념과 운동을 수용소 동료 포로들에게 가르쳤다. 전해져 내려오는 이야기에 의하면, 1918년과 1919년에 대 유행병이 돌았을 때, 그와 운동했던 사람들은 이 병에 걸리지 않았다고 한다. 이 시점이 오늘날 "매트 운동" 또는 플로어(바닥)에서 하는 운동으로 알려진 오리지널 운동의 시스템이 고안되기 시작한 때이다. 그는 이 시스템을 "Contrology"라고 불렀다. 그가 쓴 "Return to Life through Contrology"는 매트 운동의 순서와 시퀀스가 유일하게 제시된 역사적인 문서이다.

몇 년 후 필라테스는 다른 수용소로 이동하게 되었고 전시 중에 질병을 앓거나 신체의 부상을 입은 많은 환자 포로를 위해 침대의 스프링을 침대 지붕 쪽에 연결하여 스프링의 저항을 주고, 누워 있는 동안 "움직임"을 위한 침대 기계를 고안하기 시작했다. 이렇게 만든 것으로 부상당한 팔 다리를 움직일 수 있는 범위 내에서 관절기능과 근력을 강화하고 몸을 단련 시킬 수 있었다. 이 당시는 수술과 진통제가 전부였던 시절이었는데, 그는 운동으로 환자들의 회복을 도왔고, 심지어 2차 감염을 예방하기도 했다.

필라테스는 요가가 구현된 철학인 선불교, 중국 무술, 완벽하고 통합적인 인간에 대한 고대 그리스의 이상, 해부학 연구로부터 영감을 받아 신체와 정신 사이의 연결고리를 기반으로 만들어졌다.

특별한 동작, 호흡패턴 연습과 함께 재활에 도움이 되며, 정확히 숙련된 필라테스는 폐의 능력 강화, 혈액순환, 힘, 유연성(특히 복부와 등), 코디네이션(신체와 정신) 수많은 장점이 있으며, 자세, 밸런스, 코어의 힘, 골밀도, 관절의 건강 또한 향상된다. 많은 사람들이 필라테스를 통해 몸에 대한 인지를 처음으로 경험하며, 몸의 밸런스와 컨트롤뿐만 아니라 삶의 다른 부분에도 긍정적인 영향을 준다.

1926년, 그는 뉴욕에 첫 번째 필라테스 센터를 오픈 하였다. 무용가 들과 엘리트 운동선수들은 오랜 기간 필라테스를 신뢰하고 열심히 배웠다. 오랫동안 무용수 들에게 폭넓게 받아들여진 이 운동은 더 많은 사람들이 필요로 했고 운동하기를 원했다. 첫 세대의 학생들과 강사들로부터 다음 세대로 넘겨진 조셉 필라테스의 기본적 운동법은 아직까지 세계의 고전적인 필라테스 스튜디오들을 통해 전해지고 있다. 이러한 스튜디오 내에서 필라테스 동작들은 조셉 필라테스가 필라테스를 가르친 것과 동일한 방식으로, 동일한 순서로 지도되고 있다. 그러나 새로운 세대의 필라테스 시스템은 특정 동작을 변형하거나, 운동의 순서를 변형하거나, 관련된 피트니스 기법으로부터 새로운 동작을 포함시킬 수 있다.

조셉 필라테스의 철학은 올바른 호흡과 함께 꾸준한 훈련을 통해 정신과 신체 그리고 영혼의 건강을 추구하며 소통하는 것이다.

2. 필라테스 기구설명

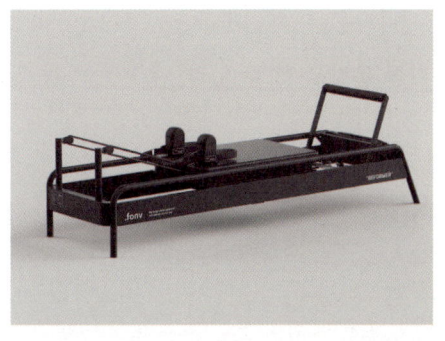

1. Reformer :
리포머로 알려져 있는 유니버셜리포머는 조셉 필라테스의 본래 발명품 중 가장 유명한 기구이다. 스프링을 이용하여 관절의 스트레스를 완화시켜 무리하지 않으며 운동을 할 수 있다. 전통적으로 리포머를 위해 만들어진 동작이 100개가 넘고, 변형된 새로운 동작까지 포함하면 그 수를 셀 수가 없다. 몸의 모든 부분을 사용할 수 있는 동작에 적합한 리포머는 특히 가동성을 높이는데 매우 효과적이다.

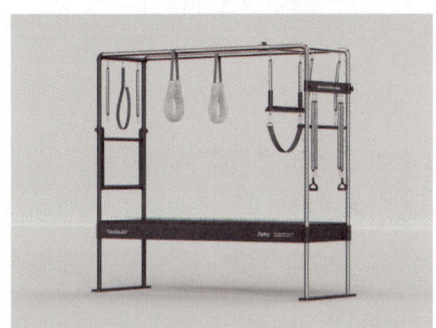

2. Cadillac :
전시 중에 질병을 앓거나 신체의 부상을 입은 많은 환자 포로를 위해 침대의 스프링을 침대 지붕 쪽에 연결하여 스프링의 저항을 주고, 누워 있는 동안 "움직임"을 위한 침대 기계를 고안한 것이 캐딜락이며, 이는 조셉 필라테스가 처음으로 발명한 기구이다. 특히 유연성이 부족한 사람은 캐딜락에서 도움을 받아 운동할 수 있다.

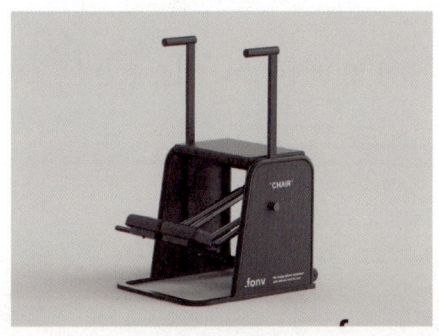

3. WundaChair :
운다 체어는 박스 위에서 하는 중국의 곡예를 보며 발명한 기구이며, 근력을 강화하는데 유용하며, 상하체 강화, 코어 안정, 균형, 조화를 발달시키는데 유용한 기구이다. 초보자에게 복근 강화 및 팔 운동을 위해서도 매우 탁월한 기구이다. 그 명칭 및 모양 그대로 체어는 의자처럼 가구로도 사용 가능하다.

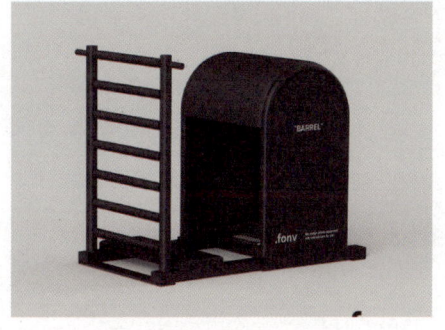

4. Ladder Barrel :
척추 굴곡 및 신전 그리고 측면 굴곡의 안정과 강화를 발달시키는 기구이다. 척추의 이완에 특히나 좋은 기구이다.

3. 필라테스 용어

Alingment 정렬
중력 저항과 관련한 몸의 위치를 바르게 정렬하는 것. 정렬이 바로 되어야 정확한 동작을 할 수 있다.

Articulate 분절
척추뼈를 하나씩 들어 올리거나, 척추뼈를 하나씩 바닥에 내려놓는 것과 같이 척추 마디의 움직임. 덜컥 거리는 움직임을 막아주고, 척추의 유연성을 증가시킨다.

Box 몸의 가상의 사각형
어깨에서 어깨, 힙에서 힙으로 이어지는 가상의 직사각형. 최적의 자세에서는 이 직사각형의 4개의 모서리가 90도가 된다.

C-curve c-커브
필라테스의 많은 동작에서 몸과 척추를 둥근 형태로 만드는 것. 복횡근을 깊게 당겨 척추 주위에 거들을 입은 것처럼 감싸고 척추를 구부려 생겨나는 형태이다. 복부의 강화와 척추의 유연성을 증가시킨다.

Connections 연결
움직임이 통합될 때의 연결. 파워하우스에서 힘을 발휘하게 하고 동작을 더욱 정확하게 만든다.

Elongation 축성신장
사지를 긴장하지 않게 근육의 길이를 길어지게 한다. 척추를 길어지게 하는 것이 첫 번째이고, 그다음에 사지를 길게 뻗는다.

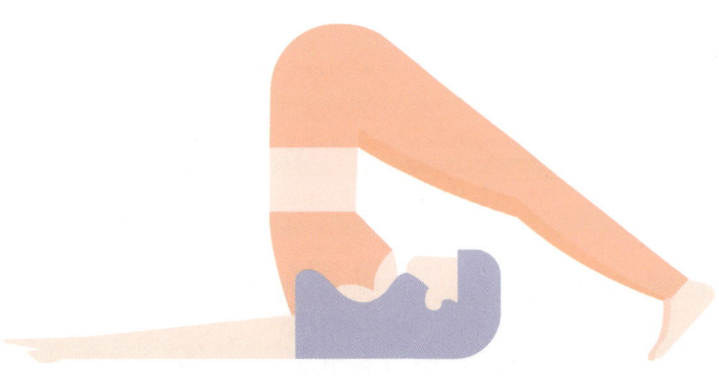

Flow 흐름
한 동작에서 다음 동작으로 부드럽게 연결해 내는 것. 조화롭고 우아한 움직임을 만들어 낸다.

Image cue 이미지 큐
동작이 어떠해야 하는지, 어떻게 보여야 하는지 모습과 형상을 전달하기 위해 사용되는 단어. 동작과 퍼포먼스의 질을 향상시키기 위해 사용한다.

Imprint 임프린트
배꼽을 척추 쪽으로 누르는 것. 복부 벽을 납작하게 하고, 허리 근육을 길게 늘이고 강화시킨다. 척추 근육을 이완하게 하고 매트 속으로 녹아드는 느낌을 갖는다.

Modification 변형
다양한 상태의 사람들 모두가 필라테스를 할 수 있도록, 난이도를 조절하거나 몸이 안정되도록 지지하는 것을 말한다.

Opposition 대항
중앙에서 바깥으로 나오는 에너지의 라인. 필라테스를 하는 동안 각각의 오퍼지트 디렉션에서 몸을 스트레칭 하여 에너지가 바깥으로 뻗어 나온다는 느낌을 갖는다.

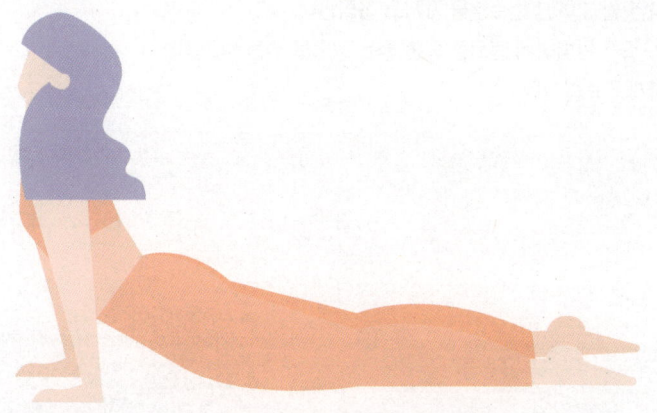

4. 필라테스 원리

1. Concentration 집중
정신은 몸을 컨트롤한다. 단지 동작을 수행하는 것만으로 충분하지 않고, 자신이 하고 있는 동작에 집중해야 한다. 스스로 신체를 적절하게 정렬하여 운동을 올바르게 수행하도록 집중한다. 집중하지 않는다면 모든 동작들이 형태와 목적을 잃어버린다.

　깊게 내적으로 집중하여 움직임을 숙련한다
　동작을 하는 동안 계속하여 몸의 각 부분을 의식한다
　큐를 듣고 그에 맞추어서 연습한다
　깊은 집중을 방해하는 일상의 잡다한 것은 잊어버린다
　집중은 연습하면 향상되는 기술이다

2. Centering 중심화
파워하우스는 모든 필라테스 동작의 중심이다. 그리고 모든 움직임은 센터로부터 나온다. 몸의 센터라인을 항상 유지하고, 파워하우스를 단련시키며, 움직임이 어떻게 센터에서부터 말단으로 뻗어나가는지 배워야 한다. 즉 배꼽을 척추 쪽으로 당겨 심복부를 사용하여 척추, 팔 그리고 다리를 움직인다.

　모든 움직임의 목적은 파워하우스 강화이다
　좋은 정렬을 가지고 중심으로부터 시작해 팔다리를 자유롭게 움직인다
　당신의 모든 삶에서 중심화된 몸과 마음을 만들자

3. Control 조절
운동을 무엇으로, 어디서, 왜, 언제 그리고 어떻게 하는가에 대해서 인지하고, 바른 정렬을 유지하도록 컨트롤 한다. 조절된 운동은 훌륭한 자세, 힘, 유연성을 발달 시키고 움직임을 쉽게 해 주며, 우리의 신체적 균형을 바로잡을 수 있도록 한다. 주근육 뿐만 아니라 협력근을 사용하도록 유도하여 겉으로 드러나는 큰 근육들만이 아닌 작고 깊은 근육들을 단련시키고, 신장성 근육 수 축을 유도하기 때문에 근육을 길고 유연하게 만들 수 있다.

　몸과 마음, 호흡을 컨트롤하여 변화가 일어날 수 있도록 한다
　리드미컬하고, 컨트롤된 방식으로 움직임을 시행한다
　순간적인 힘이 아닌 컨트롤을 가지고 움직인다
　몸의 구조가 완벽하게 컨트롤 되면 좋은 정렬을 얻을 수 있다
　침착하게 컨트롤한다

4. Breathing 호흡
긴장을 이완하고 완전하게 호흡하는 것은 우리 몸을 효율적으로 만들고 에너지가 가득 차게 한다. 완전하게 내쉬는 호흡을 완전하게 마시는 호흡을 촉진하고, 모든 세포에 산소 공급을 증가시킨다. 호흡은 집중력을 향상시키고 굳어있는 근육을 이완시켜 스트레칭 효과를 유도하며 폐활량을 증진시킨다. 호흡을 격려하고, 코어 서포트를 촉진하며, 움직임을 강화하기 위해서 내쉬는 호흡을 연습하고 가르친다.

- 완전히 내쉬는 호흡에 집중한다
- 호흡과 함께 마음과 몸을 연결한다
- 일반적으로 신전 동작에 들이 마시며, 굴곡 동작에 내쉰다
- 일반적으로 캐리지가 나갈 때 들이 마시고, 돌아올 때 내쉰다
- 호흡을 끊지 않도록, 계속해서 숨을 쉴 수 있도록 상기시킨다

5. Precision 정확성
정확성은 집중과 컨트롤을 바탕으로 형성된다. 정확성을 가지고 운동을 하는 것은 잘못된 움직임 패턴을 재교육하도록 돕고, 바른 정렬을 만들고 부상의 방지를 돕는다. 반복을 적게 하고, 움직임의 다양성을 사용하여 피곤함 없이 정확하게 연습을 할 수 있도록 한다. 신체의 정렬과 형태를 이해하고 발달 시키다 보면 자세가 개선되고 신체의 편안함을 증가하며 육체적 능력은 더욱 향상된다.

- 각 움직임은 정확히 수행한다
- 시작과 마무리를 정확하게 수행한다
- 작은 부분의 정확성이 전체적인 동작의 정확성을 만든다

6. Flow 흐름
필라테스의 모든 움직임은 물 흐르는 듯한 느낌으로 리드미컬하게 이루어져야 한다. 하나의 운동에서 다음 운동으로 전환시키면서 움직임의 흐름을 유지한다. 한 동작의 마지막 자세에서부터 다음 동작의 시작자세까지 간단하고 짧으면서 연속적인 동작의 흐름을 만들도록 노력하라. 유동적인 움직임을 가지고 운동하는 것은 필라테스 움직임을 일상생활로의 기능적인 전환을 촉진한다.

- 각 움직임의 전환과 호흡을 연결시킨다
- 서두르거나, 갑작스러운 움직임이 아닌 부드럽고, 균일하게 시행한다
- 스트레스, 긴장 없이 운동한다
- 움직임이 자연스럽게 흘러가도록 한다

CONTENTS

FUNDAMENTAL — 15
BREATHING
AB CONNECTION / IMPRINTING
CHIN IN, NECK CURL
SCAPULA MOVEMENT
HIP MOVEMENT

SUPINE — 23
HUNDRED ROLL UP
SPINE ROLL BACK
SPINE ROLL BACK WITH ROTATION
NECK PULL
ROLL OVER
BRIDGE SINGLE
LEG CIRCLE
CORKSCREW

SUPINE AB SERIES — 43
SINGLE LEG STRETCH
DOUBLE LEG STRETCH
SCISSORS
LEG RAISE
CRISS CROSS
TEASER

SITTING — 57
SPINE STRETCH FORWARD
MERMAID
SPINE TWIST
SAW
ROLLING LIKE A BALL
SEAL
OPEN LEG ROCKER PREP
OPEN LEG ROCKER

SIDE LYING — 75
FRONT&BACK
UP&DOWN
CIRCLES
PASSE
BICYCLE
INNER THIGH LIFT&CIRCLE
ONE ARM PLANK

PRONE — 91
SWAN-PREP(W SHAPE ARM)
SWAN-PREP(I SHAPE ARM)
PRONE COBRASWAN DIVE
SINGLE LEG KICK
DOUBLE LEG KICK
SINGLE LEG EXTENSION
DOUBLE LEG EXTENSION
SWIMMING

4POINT — 109
UP&DOWN
LEG&ARM
LEG PULL FRONT PREP
LEG PULL FRONT
LEG PULL BACK
PUSH UP PREP
PUSH UP

01
FUNDAMENTAL

BREATHING
AB CONNECTION / IMPRINTING
CHIN IN, NECK CURL
SCAPULA MOVEMENT
HIP MOVEMENT

FUNDAMENTAL 01

BREATHING

목표	호흡계 자극, 폐활량 증대, 긴장 감소, 호흡의 삼차원적인 움직임 인지
Rep	10회
Set up	- 등을 대고 누워 무릎을 구부리고 발바닥을 바닥에 내려놓는다. - 팔은 가장 편하게 느껴지는 곳에 둔다. - 필요하다면 머리 밑에 작은 베개나 타월을 받친다.

Imge cug	아코디언처럼 호흡한다.
Modification +Variation	앉아서 호흡을 진행한다. 밴드를 활용하여 진행한다.
타겟머슬	횡격막 (diaphragm) 외/내복사근 (external/internal oblique) 흉근 (pectoralis muscles) 사각근/흉쇄유돌근 (scalenus, sternocleidomastoid)

동작

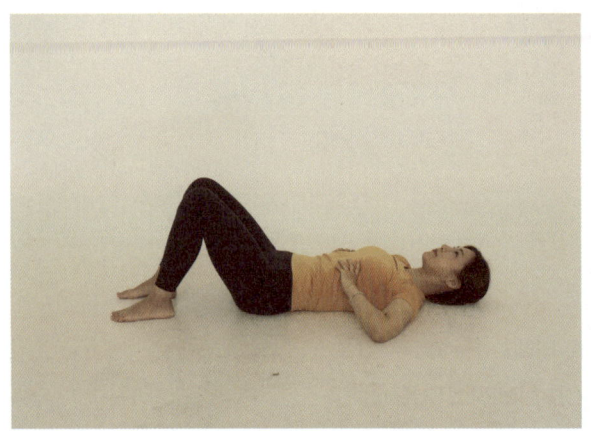 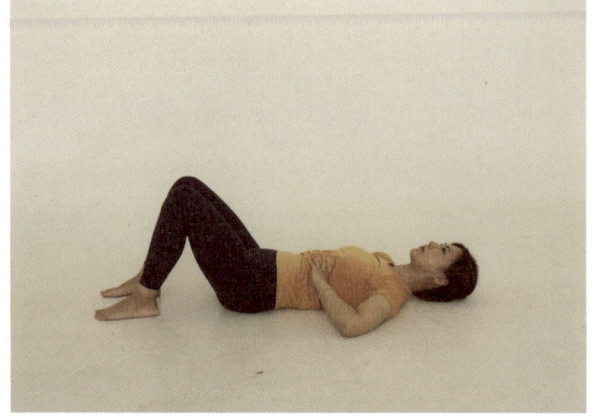

FUNDAMENTAL
02

AB CONNECTION / IMPRINTING

목표	복횡근 가동, 척추의 안정성 증대, 척추의 압력을 낮춤
Rep	10회
Set up	- 등을 대고 누워 호흡을 한다 - 양손의 엄지와 검지끼리 만나게 하여 손으로 다이아몬드 형태를 만들어 복부에 올린다

Imge cug	아코디언처럼 호흡한다.
Modification +Variation	앉아서 호흡을 진행한다. 밴드를 활용하여 진행한다.
타겟머슬	횡격막 (diaphragm) 외/내복사근 (external/internal oblique) 흉근 (pectoralis muscles) 사각근/흉쇄유돌근 (scalenus, sternocleidomastoid)

동작

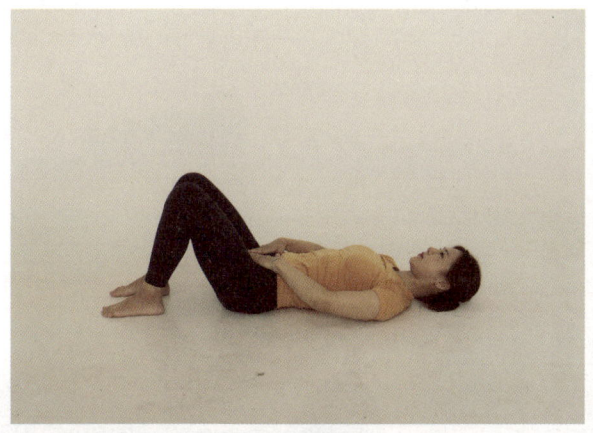 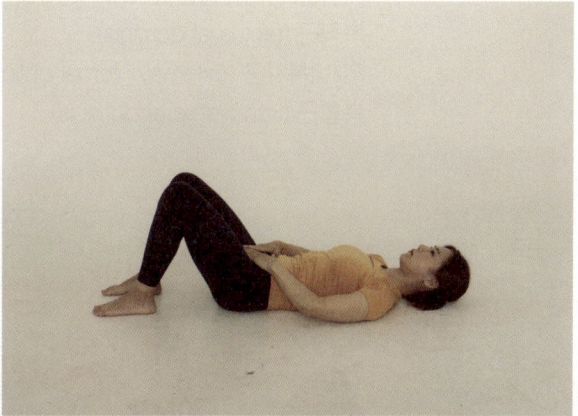

FUNDAMENTAL 01

CHIN IN / NECK CURL

목표	목과 파워하우스 연결을 인지, 가슴을 펴고 머리를 올바르게 들어올리는 것
Rep	10회
Set up	등을 대고 누워 준비한다

Imge cug	목 전체가 단단한 느낌을 만들며 진행한다 턱 끝과 가슴 사이에 방울토마토를 잡고 있다고 상상한다
Modification +Variation	무릎사이에 미니볼을 끼고 진행한다
타겟머슬	CHINE IN 경추 심부 굴곡근 (deep neck flexors) 사각근/흉쇄유돌근 (scalenus, sternocleidomastoid) curl up 경추 심부 굴곡근 (deep neck flexors) 사각근/흉쇄유돌근 (scalenus, sternocleidomastoid) 복직근 (rectus abdominis) 외/내복사근 (external/internal oblique) 복횡근 (transverse abdominis)

동작

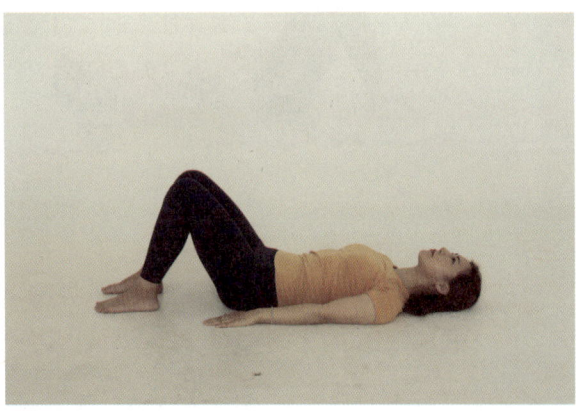
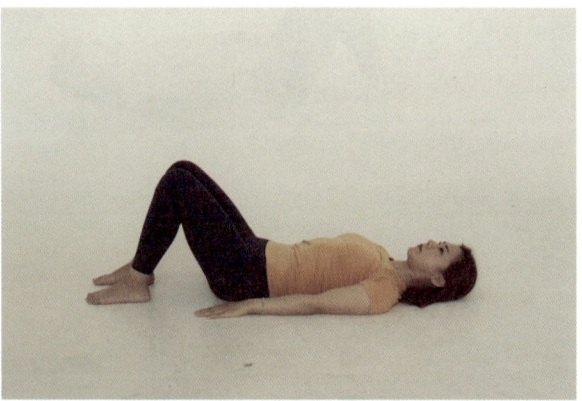
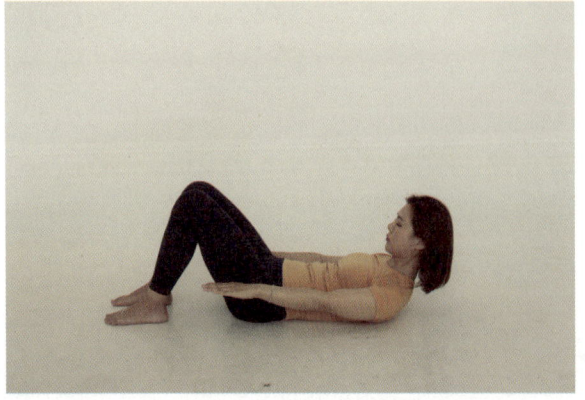

FUNDAMENTAL 02

SCAPULA MOVEMENT

목표 어깨와 파워하우스 연결을 인지, 견갑골의 바른 움직임 인지

Rep 10회

Set up Sit-bone 위에 중심을 두고 척추는 중립으로 바로 앉거나, 혹은 등을 대고 눕는다

타겟머슬
- 거상 (elevation)
  - 상부승모근 (upper trapezius)
  - 견갑거근 (levator scapulae)
  - 능형근 (rhomboid)

- 하강 (depression)
  - 광배근 (latissimus dorsi)
  - 하부승모근 (lower trapezius)
  - 소흉근 (pectoralis minor)

- 전인 (protraction)
  - 소흉근 (pectoralis minor)
  - 전거근 (serratus anterior)

- 후인 (retraction)
  - 중승모근 (middle trapezius)
  - 능형근 (rhomboid)

동작

Retraction
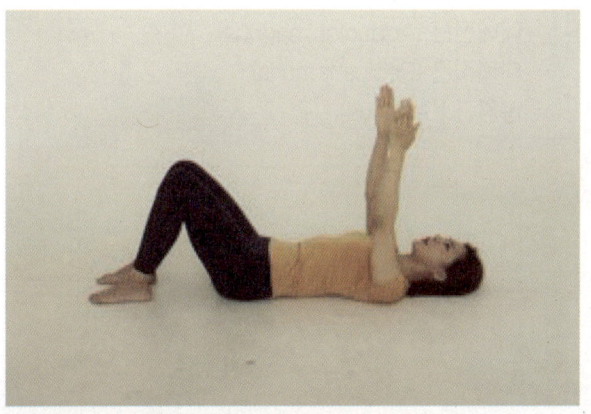
내쉬면서 두 견갑골 사이를 좁혀 준다

Protraction
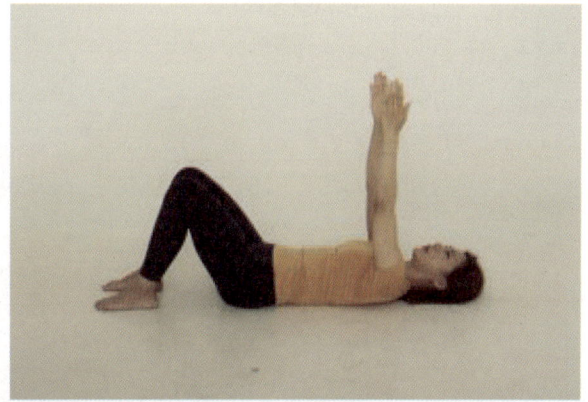
내쉬면서 어깨의 긴장감 없이 견갑골을 앞으로 밀어 팔이 길어진다고 상상한다

Elevation
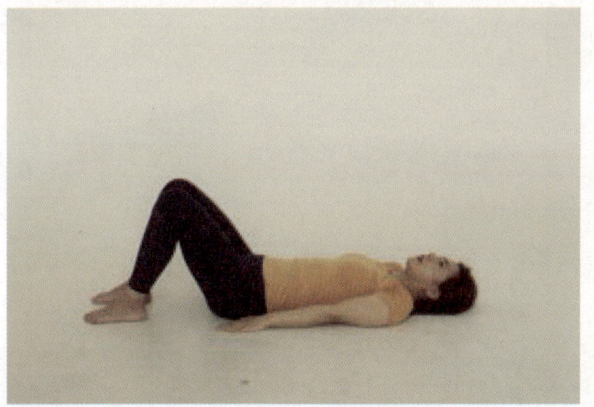
내쉬면서 견갑골을 귀 옆까지 올려 준다

Depression
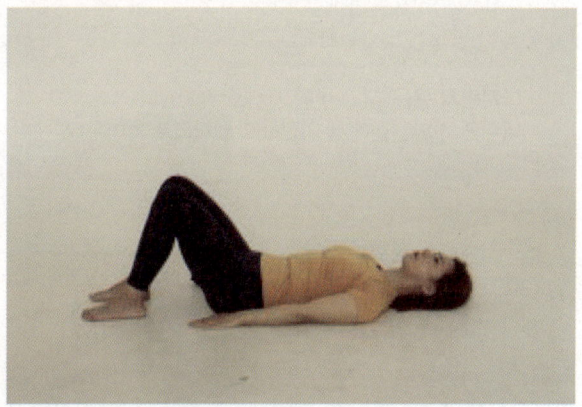
내쉬면서 올라간 견갑골을 내려 준다

FUNDAMENTAL 01

HIP MOVEMENT

목표	다리와 파워하우스 연결을 인지, 대퇴골의 바른 움직임 인지
Rep	10회
Set up	척추와 골반은 중립으로, 무릎은 구부리고, 발바닥은 바닥에 내려놓는다

타겟머슬

open
- 중둔근 (Gluteus medius)
- 소둔근 (Gluteus minimus)
- 장요근 (Iliopsoas)
- 대퇴근막장근 (Tensor Fascia Latae)
- 봉공근 (Sartorius)

close
- 대내전근 (Adductor magnus)
- 장내전근 (Adductor longus)
- 단내전근 (Adductor brevis)
- 치골근 (Pectineus)
- 박근 (Gracilis)

reach
- 대둔근 (Gluteus maximus)
- 대퇴이두근 (Biceps femoris)
- 반건양근 (Semitendinosus)
- 반막양근 (Semimembranosus)
- 대내전근 (Adductor magnus)

bend
- 장요근 (Iliopsoas)
- 치골근 (Pectineus)
- 대퇴근막장근 (Tensor Fascia Latae)
- 단내전근 (Adductor brevis)
- 장내전근 (Adductor longus)
- 대내전근 (Adductor magnus)
- 대퇴직근 (Rectus femoris)
- 봉공근 (Sartorius)

동작

Open&Close

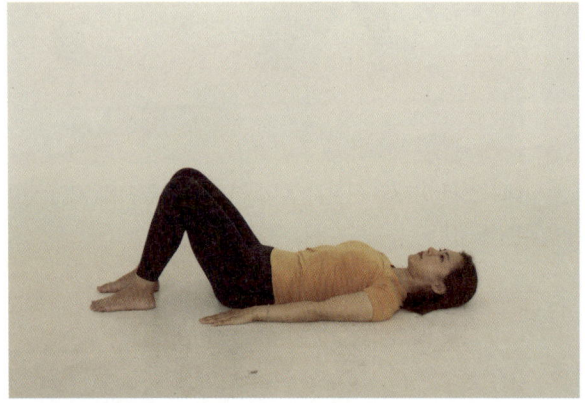
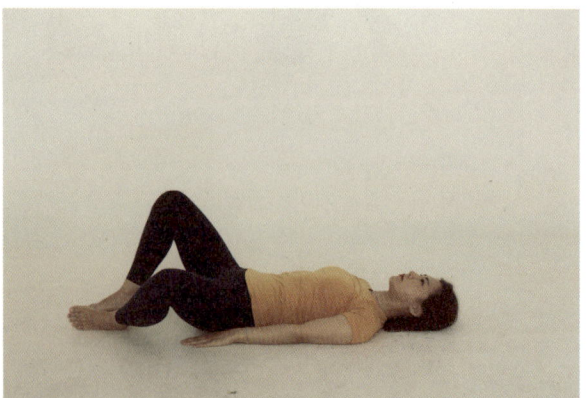

마시면서 등을 대고 누워 자세를 유지한다
내쉬면서 고관절에서 외전하고 제자리로 돌아온다

FUNDAMENTAL 02

HIP MOVEMENT

동작

Reach&Bend

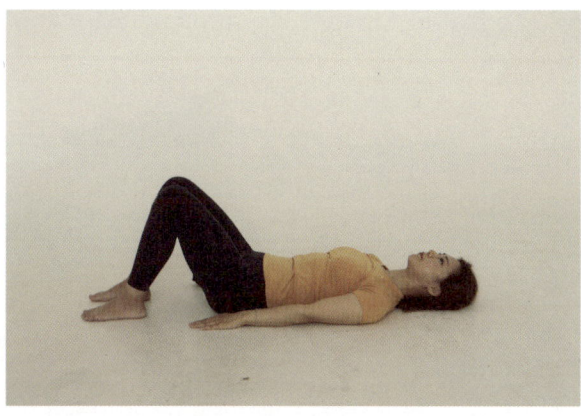
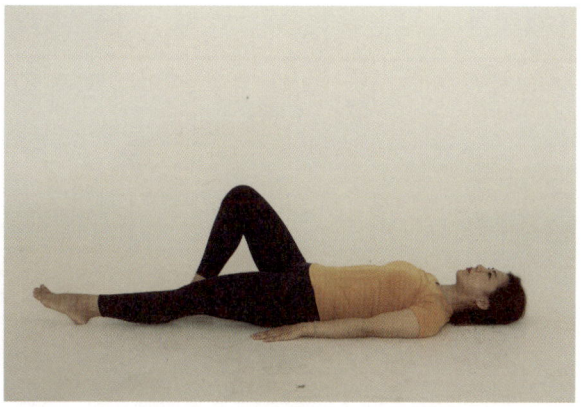

마시면서 골반의 중립을 유지하고, 한쪽 다리는 움직이지 않도록 고정한 상태에서
내쉬면서 한 다리만 길게 뻗는다
마시면서 골반이 흔들리지 않도록 주의하면서 천천히 시작 자세로 돌아온다

Open&Circle

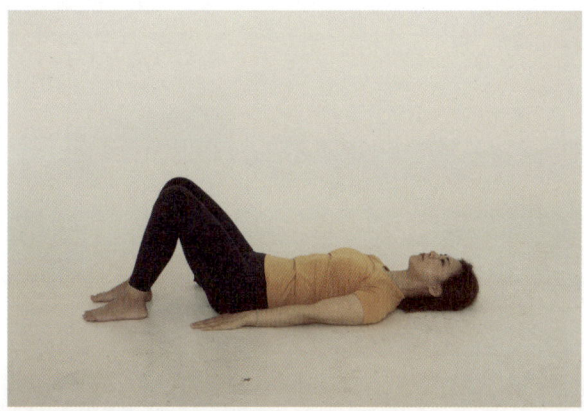
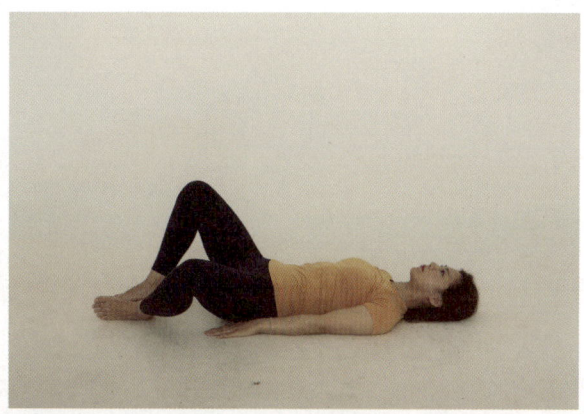

마시면서 등을대고 누워 준다
내쉬면서 고관절의 외회전을 만들어 준다

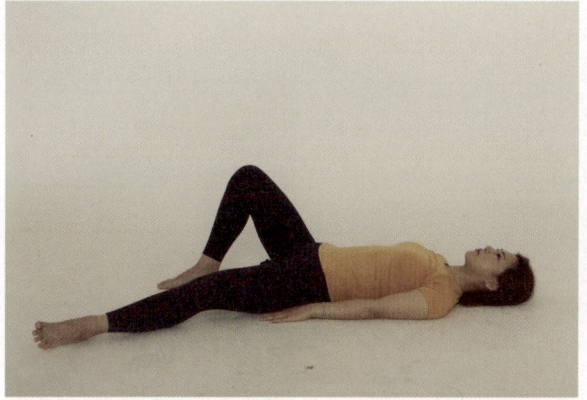
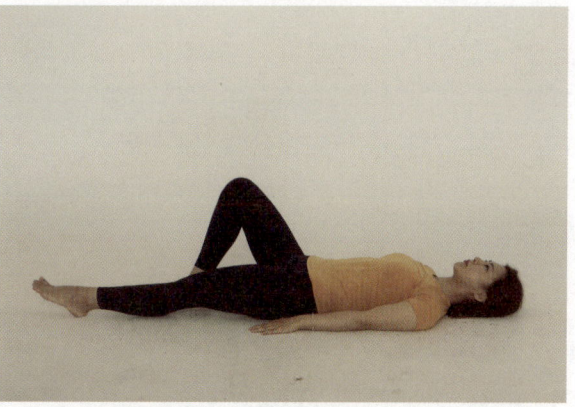

마시면서 무릎을 펴고 발끝을 뻗어 낸다
내쉬면서 내전하고 무릎을 구부려주며 돌아온다

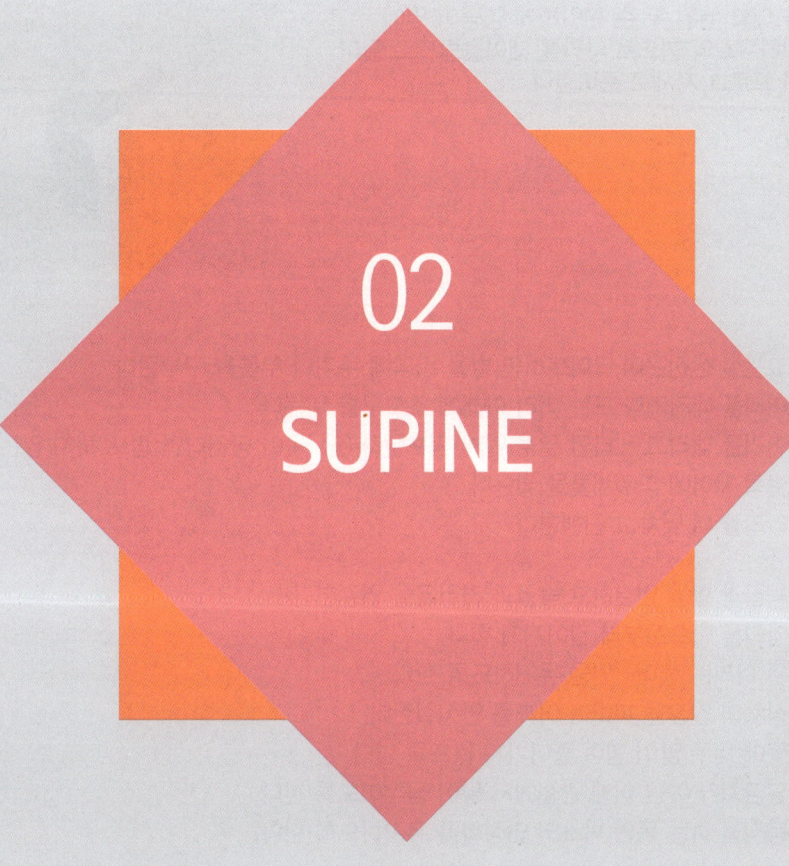

02 SUPINE

HUNDRED
ROLL UP
SPINE ROLL BACK
SPINE ROLL BACK WITH ROTATION
NECK PULL
ROLL OVER
BRIDGE
SINGLE LEG
CIRCLE
CORKSCREW

SUPINE 01

HUNDRED

목표	호흡과 움직임의 조화를 향상시키고 파워하우스(복부 코어근육)을 강화한다
Set up	- 등을 대고 누워 두 손 편안하게 엉덩이 옆에 두고 파워하우스의 힘으로 다리를 테이블탑으로 들어 올려 프로그 자세로 준비한다.
Rep	100rep
난이도	상

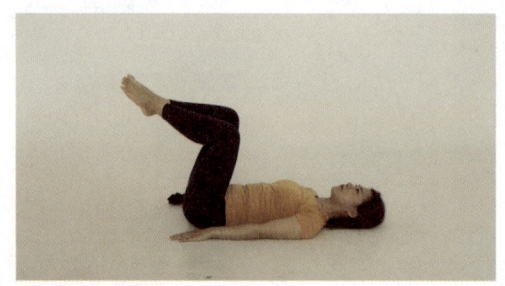

Modification +Variation	고관절 신전근이 타이트하면 발을 바닥에 두거나 무릎을 구부린다 머리를 내리거나 또는 머리 아래에 소도구를 넣는다 머리를 내리고 있다면 팔을 얕게 펌프한다 (단, 목이 당긴다면 펌프 하지 않는다) 발목 사이에 파워써클을 넣는다 다리를 더 낮추고 진행한다
Teaching Tip	늑골과 힙을 연결하고 늑골과 견갑골을 연결한다 다리를 힙으로부터 길어지게 한다 두 다리는 센터라인을 유지하도록 한다 상체의 긴장을 피하여 어깨를 안정화한다 목에 너무 많이 힘이 들어가지 않도록 한다 팔꿈치가 아닌 어깨 관절에서 팔이 움직이도록 한다 동작을 하는 동안 박스의 안정화를 유지하도록 한다
Imge cug	손바닥 밑에 통통볼을 튕긴다는 이미지, 물장구를 친다는 이미지
Spotting	한 손으로 머리와 흉추상부를 받쳐 구부리는 동안, 다른 한 손으로 복부를 터치한다 다리가 늘어나도록 부드럽게 발을 당긴다
주의사항	등과 목의 문제를 조심한다
타겟머슬	고관절 굴곡근 등척성 수축 장요근 (Iliopsoas) 치골근 (Pectineus) 대퇴근막장근 (Tensor Fascia Latae) 단내전근 (Adductor brevis) 장내전근 (Adductor longus) 대내전근 (Adductor magnus) 대퇴직근 (Rectus femoris) 봉공근 (Sartorius) curl up 경추 심부 굴곡근 (deep neck flexors) 사각근/흉쇄유돌근 (scalenus, sternocleidomastoid)	복직근 (rectus abdominis) 외/내복사근 (external/internal oblique) 복횡근 (transverse abdominis) 상완의 펌핑 전면삼각근 (Anterior deltoid) 대흉근쇄골두 (Pectoralis major / Clavicul head) 오훼완근 (Coracobrachialis) 상완이두근단두 (Biceps / Short head)

SUPINE
01

HUNDRED

동작

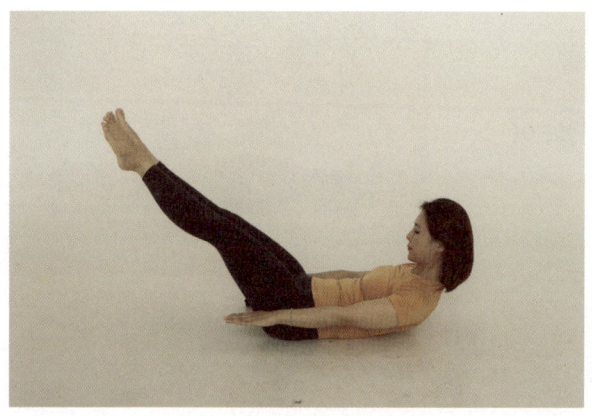

내쉬면서 Neck Curl 상태를 유지하고 흉추를 굴곡하여 손끝을 발끝을 향해 팔을 길게 뻗어준다. 동시에 다리는 imprint를 유지할 수 있는 만큼 사선으로 곧게 뻗는다.

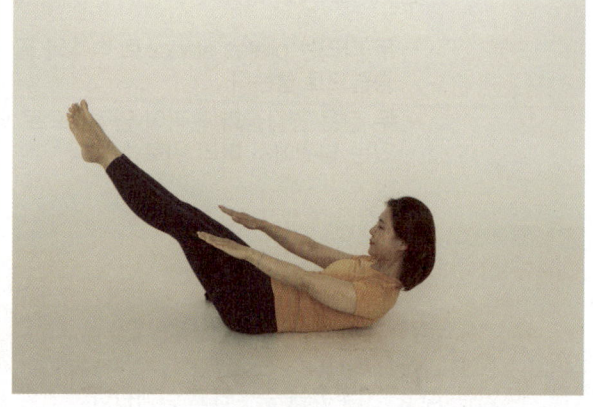

마시면서 5카운트, 손을 위아래로 펌핑한다
내쉬면서 5카운트, 손을 위아래로 펌핑한다 (10번 반복)

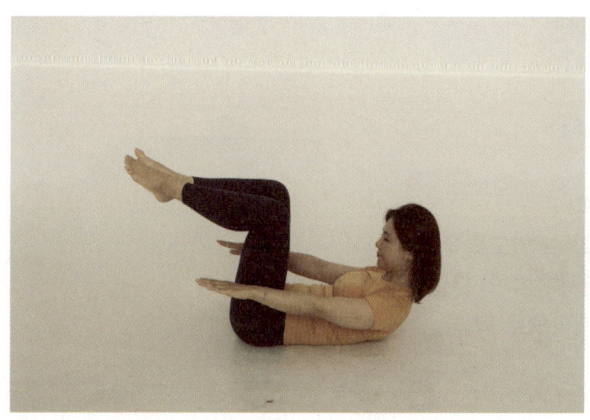

마시면서 체간을 그대로 유지하면서 다리를 테이블탑으로 돌아온다

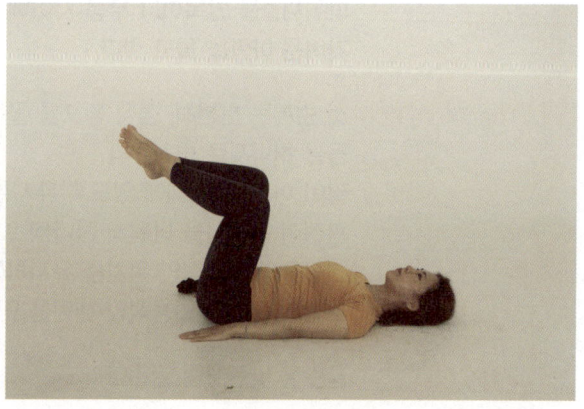

내쉬면서 파워하우스의 힘을 유지하며 머리가 매트에 닿을 때까지 천천히 분절하여 시작 자세로 돌아온다

SUPINE 02

ROLL UP

목표	척추의 articulation을 만들어주고 복부 근육의 단축성/신장성 수축에 대한 감각을 익혀 골반의 전후 안정화를 개선 한다
Set up	– 두 다리는 pilates stance로 척추와 골반을 중립으로 눕는다 – 두 팔은 견갑골과 흉곽이 안정적으로 연결되어 있는 범위에서 머리 위로 뻗는다
Rep	5rep
난이도	중

Modification +Variation	무릎을 구부리고 실행한다 서클이나 봉, 공 등을 잡고 한다 발에 스트랩을 끼운다 팔을 귀 옆으로 올린다 파워써클을 발목이나 무릎 사이에 낀다 가벼운 아령을 들고 한다
Teaching Tip	첫 번째는 천천히, 전전 템포를 올린다 등을 허벅지로 받쳐준다 팔이 어깨 관절 내에 있도록 유지한다 관절이 움직임을 나눠서 하나씩 느낄 수 있도록 집중한다 견갑골의 균형적인 위치를 유지하면서 척추의 분절 동작을 만들어야 한다 호흡과 동작의 협응적인 패턴을 단계적으로 학습
Imge cug	골반을 바퀴처럼 굴린다
Spotting	학생의 발을 잡아 돕는다 손가락 끝을 잡아서 돕는다 손을 이용하여 몸을 일으키거나 Roll Up 할 때 가이드를 한다
주의사항	척추, 고관절이 굳어 있는 사람은 범위를 적게한다
타겟머슬	curl up 경추 심부 굴곡근 (deep neck flexors) 사각근/흉쇄유돌근 (scalenus, sternocleidomastoid) 복직근 (rectus abdominis) 외/내복사근 (external/internal oblique) 복횡근 (transverse abdominis) 상완의 펌핑 전면삼각근 (Anterior deltoid) 대흉근쇄골두 (Pectoralis major / Clavicul head) 오훼완근 (Coracobrachialis) 상완이두근단두 (Biceps / Short head)

SUPINE 02

ROLL UP

동작

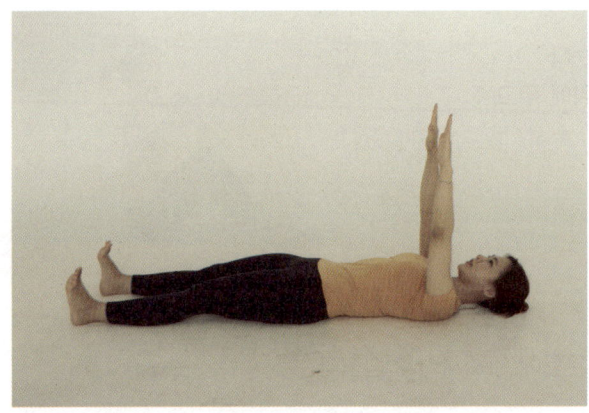

마시면서 견갑골의 중립을 유지하고 손을 천장으로 곧게 뻗는다

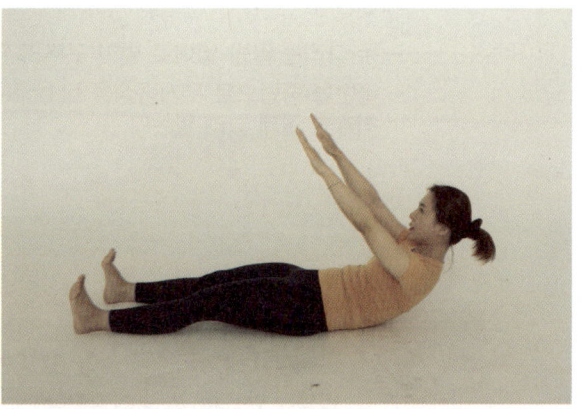

내쉬면서 Neck Curl 하여 흉추를 굴곡하여 Imprint 를 거쳐 척추를 굴곡한다

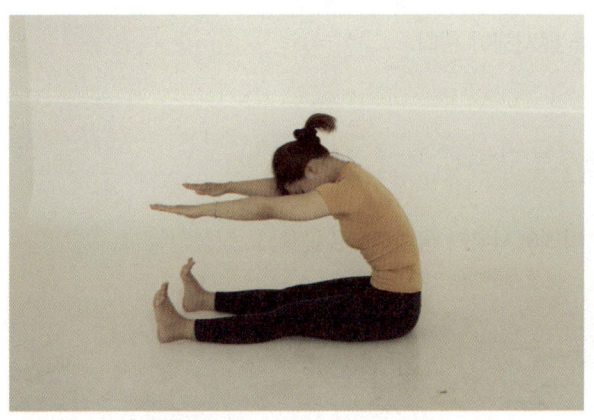

마시면서 복부를 scooping 하여 척추의 굴곡을 유지하며 체간의 C-Curve 를 만든다

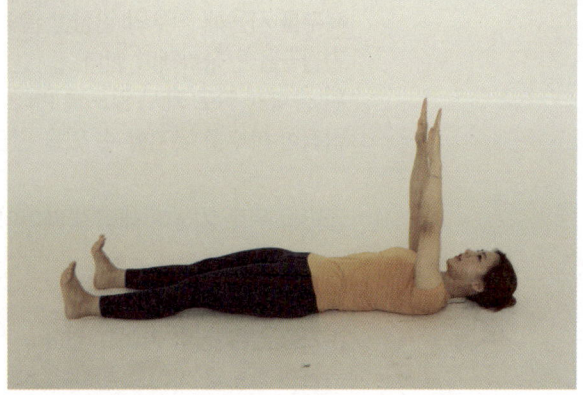

내쉬면서 꼬리뼈부터 척추를 매트에 마디마디 분절하며 Roll Down 한다

SPINE ROLL BACK

목표	척추의 articulation을 만들어주고 복부 근육의 신장성 수축에 대한 감각을 익혀 골반의 전후 안정화를 개선한다
Set up	– 두 다리는 골반 넓이로 벌려 구부려 앉는다 – 골반을 중립으로 무게중심을 sit bone 위에 두고 척추를 길게 늘려 앉는다
Rep	5rep
난이도	하

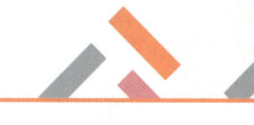

Modification +Variation	파워써클, 봉 또는 공 등을 손 또는 무릎에 위치시켜 실행한다 발목에 밴드를 끼워 실행한다 팔을 귀 옆으로 올려 실행한다
Teaching Tip	골반은 바닥으로부터 수직이 될 정도까지만 올라와 허벅지 위로 무너지면 안 된다 복부를 사용해 척추의 일정한 굴곡을 유지해야 한다 견갑골을 안정화해야 한다 위 상체만 뒤로 가지 않도록 한다 납작한 복부를 유지할 수 있을 만큼 뒤로 구른다
Imge cug	골반을 뒤로 기울여 내려갈 때마다 다리에서부터 골반이 멀어진다고 상상한다
Spotting	학생의 발을 잡아 돕는다 손가락 끝을 잡아 가이드 한다 늑골의 방향을 가이드 한다 손을 이용하여 몸을 일으키거나 Roll up 할 때 가이드를 한다
주의사항	척추, 고관절이 굳어 있는 사람은 범위를 적게한다 어깨와 목의 긴장감이 있을 경우 견갑골의 안정성부터 유지하도록 한다
타겟머슬	경추 심부 굴곡근 (deep neck flexors) 사각근/흉쇄유돌근 (scalenus, sternocleidomastoid) 복직근 (rectus abdominis) 외/내복사근 (external/internal oblique) 복횡근 (transverse abdominis) 장요근 (Iliopsoas)

SUPINE 03

SPINE ROLL BACK

동작

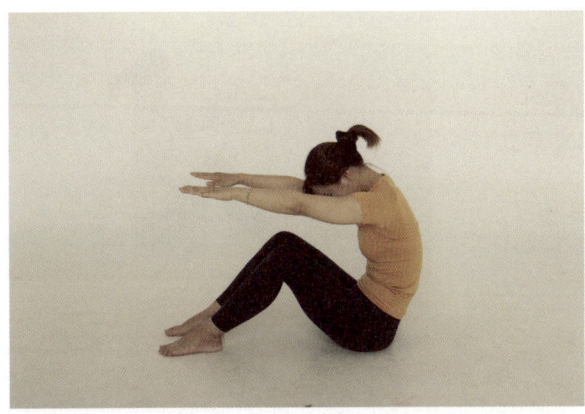 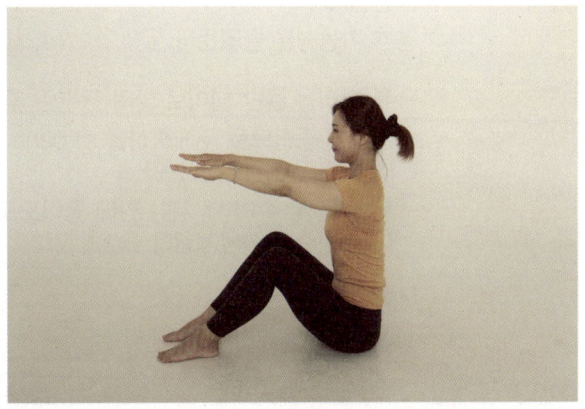

내쉬면서 복부의 수축으로 J-curl 을 거쳐 척추를 분절하여 C-Curve 를 만든다

마시면서 골반을 중립으로, 척추를 길게 늘리며 시작 자세로 돌아온다

SPINE ROLL BACK WITH ROTATION

목표	척추의 articulation을 만들어주고 복부 근육의 신장성 수축에 대한 감각을 익혀 골반의 전후 안정화를 개선한다 흉추 가동성을 늘려준다
Set up	- 두 다리는 골반 넓이로 벌려 구부린 후 앉는다 - 골반을 중립으로 무게중심을 sit bone 위에 두고 척추를 길게 늘려 앉는다 - 두 팔은 두 손이 내 시야 안에 들어오도록 벌려 어깨와 수평을 유지한다
Rep	5rep
난이도	중

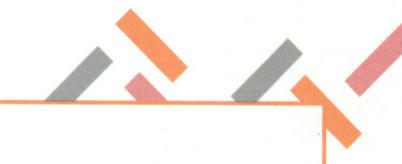

Modification +Variation	손을 가슴 앞에 크로스하여 실행한다 파워써클, 봉 또는 공 등을 손 또는 무릎에 위치시켜 실행한다 발목에 밴드를 끼워 실행한다 손을 깍지껴서 뒷통수에 받혀 머리를 지지하여 실행한다 가벼운 아령을 들고 한다
Teaching Tip	복부의 긴장을 유지하면서 천천히 골반을 말아 내린다 상체가 젖혀지거나 복부가 과하게 떨리지 않는 범위 내에서 한다 어깨와 목의 긴장을 막기 위해 견갑골의 안정화를 유지한다
Imge cug	골반을 뒤로 기울여 내려갈 때마다 다리에서부터 골반이 멀어진다고 상상한다
Spotting	학생의 발을 잡아 돕는다 손가락 끝을 잡아 가이드한다 늑골의 방향을 가이드 한다 손을 이용하여 몸을 일으키거나 Roll up 할 때 가이드를 한다
주의사항	척추, 고관절이 굳어 있는 사람을 범위를 적게한다 어깨와 목의 긴장감이 있을 경우 견갑골의 안정성부터 유지하도록 한다
타겟머슬	spine roll back 복직근 (rectus abdominis) 외/내복사근 (external/internal oblique) 복횡근 (transverse abdominis) 장요근 (Iliopsoas) rotation 반측 외복사근 (external oblique) 동측 내복사근 (internal oblique) 다열근 (multifidus)

SPINE ROLL BACK WITH ROTATION

동작

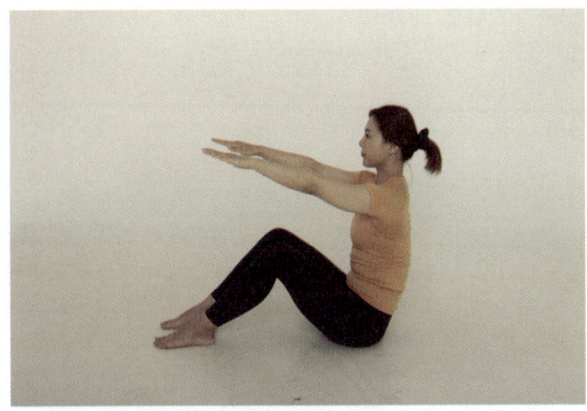

내쉬면서 복부의 수축으로 J-curl 을 만든다

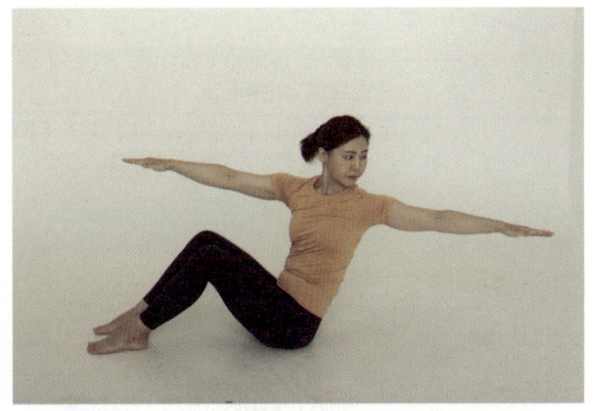

내쉬면서 시선은 손끝을 바라보며 팔을 길게 뻗어 흉추를 회전한다

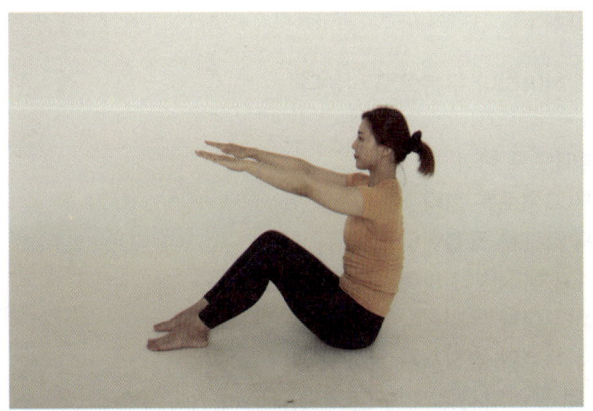

마시면서 정면으로 돌아와 골반은 중립으로 척추를 길게 늘려 시작 자세로 돌아온다

SUPINE 05

NECK PULL

목표	척추의 articulation을 만들어주고 복부 근육의 단축성/신장성 수축에 대한 감각을 익혀 골반의 전후 안정화를 개선한다
Set up	– 두 다리는 pilates stance로 척추와 골반을 중립으로 눕는다 – 두 손은 머리 뒤에 받치거나 이마 위에 올려 견갑을 안정화하여 준비한다
Rep	5-8rep
난이도	중

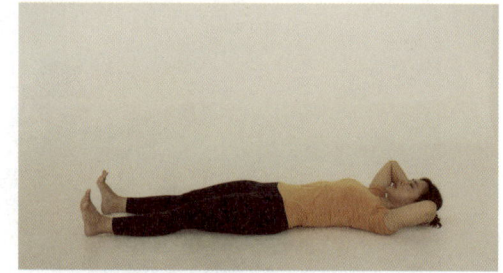

Modification +Variation	Sitting position에서 시작한다 무릎을 약간 구부리고 실행한다 힌지백 범위를 적게 한다 한쪽 다리를 들고 번갈아가며 실행한다
Teaching Tip	전체 동작을 이전에 배웠던 동작으로 하나하나 부분으로 나눈다 팔꿈치를 넓게 유지한다 다리는 힙, 무릎, 발이 평행하게 정렬되도록 한다 다리의 뒤쪽 전체를 뻗어내며 매트에 고정토록 한다 동작의 속도가 너무 빠르거나 느리지 않도록 조절한다 호흡을 먼저 내쉬며 몸통을 안정화하고 움직임이 들어가도록 주의한다 목의 긴장을 최대한 피하고 어깨의 안정성을 유지한다 수직으로 앉을 때 중립자세를 넘어서 척추가 젖혀지지 않도록 한다 뒤꿈치를 뻗어내며 다리가 매트로부터 떨어지지 않도록 한다
Imge cug	척추가 1인치 길어졌다고 상상한다 바나나 껍질을 벗기듯이 척추의 관절이 하나씩 움직이도록 한다
Spotting	뒤에서 팔꿈치나 상완을 잡아 roll up을 돕는다 뒤꿈치를 잡아당겨 roll back을 돕는다
주의사항	풋 스트랩을 사용하는 경우, 발목의 위쪽에 단단히 감기도록 한다 경추와 요추의 문제를 주의한다
타겟머슬	roll up 경추 심부 굴곡근 (deep neck flexors) 사각근/흉쇄유돌근 (scalenus, sternocleidomastoid) 복직근 (rectus abdominis) 외/내복사근 (external/internal oblique) 복횡근 (transverse abdominis) 장요근 (Iliopsoas)　　　척추 신전 척추기립근 (Erector spinae) 다열근 (Multifidus) lean back 복직근 (rectus abdominis) 외/내복사근 (external/internal oblique) 복횡근 (transverse abdominis) 장요근 (Iliopsoas)

SUPINE 05

NECK PULL

동작

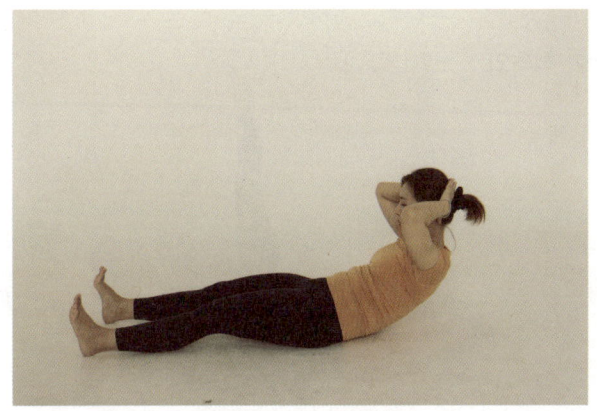

내쉬면서 Curl Up 하여 imprint 를 거쳐 Roll Up 을 준비한다

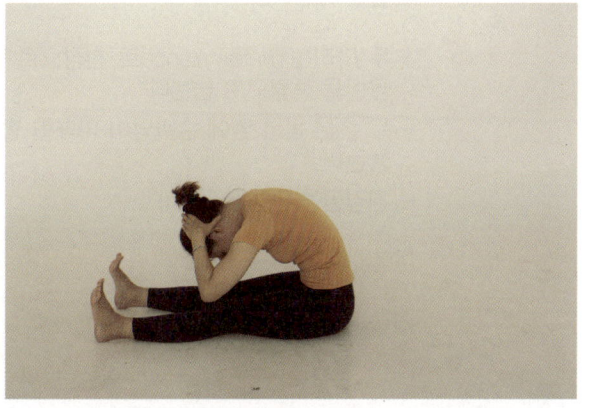

내쉬면서 복부의 수축을 유지하며 척추를 깊게 굴곡하여 한번에 숙여준다

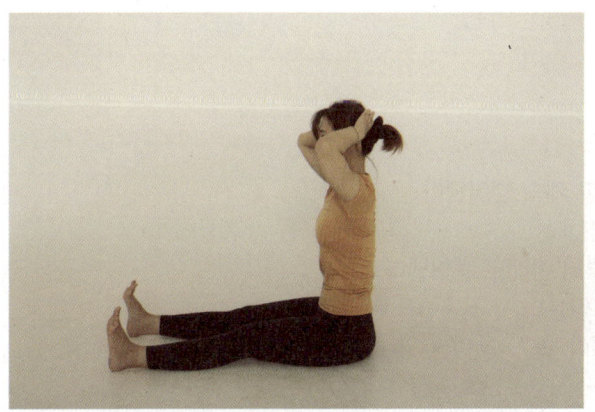

마시면서 골반부터 중립을 유지하며 요추부터 척추를 길게 늘려 Sit bone 위에 앉는다

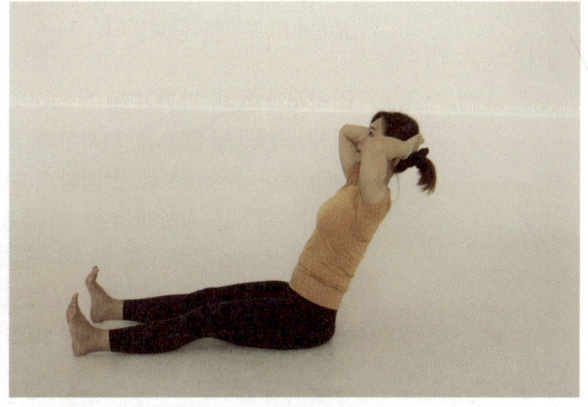

마시면서 척추의 정렬을 유지하며 힌지백 한다

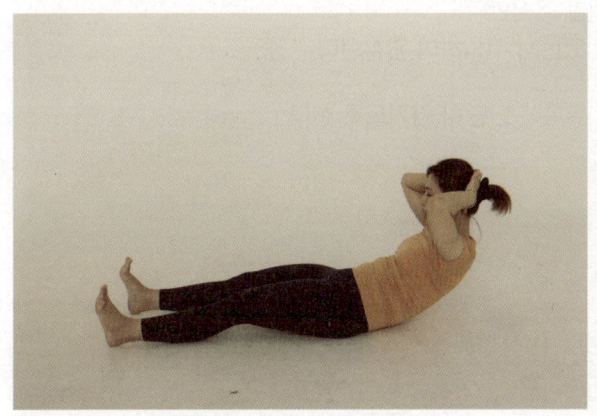

내쉬면서 복부의 수축으로 골반의 J-curl 을 거쳐 Roll Down 한다

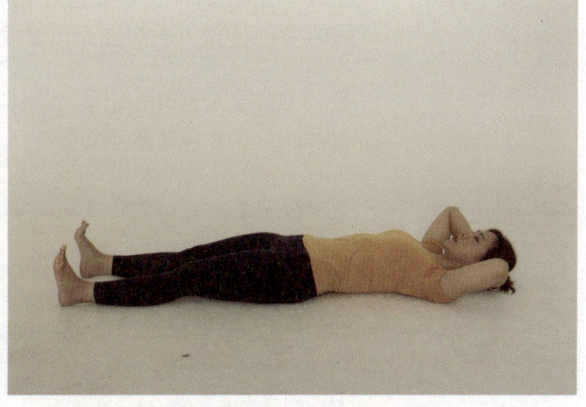

내쉬면서 척추를 매트에 마디마디 분절하여 머리가 매트에 닿으며 시작 자세로 돌아온다

SUPINE 06

ROLL OVER

목표	척추의 articulation을 만들어주고 복부 근육의 단축성/신장성 수축에 대한 감각을 익혀 골반의 전후 안정화를 개선한다
Set up	- 두 다리는 pilates stance로 천장으로 뻗고 척추와 골반을 중립으로 눕는다 - 두 손은 몸통 옆에 손바닥이 아래를 향하게 놓는다 - 견갑골을 안정화시킨다
Rep	5rep
난이도	상

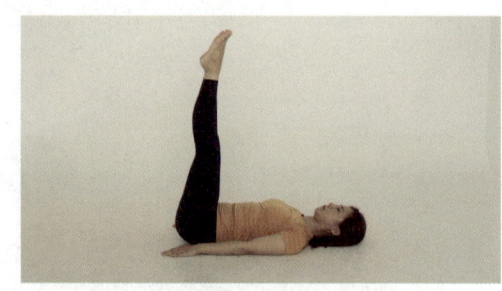

Modification +Variation	범위를 적게 한다 배럴에 골반을 지지한다 다리를 바닥까지 가져온다 JACK KNIFE를 진행한다
Teaching Tip	허벅지가 몸에 가까이 붙어 있어야 한다 어깨에 체중의 80%를 지지한다 팔과 손바닥은 매트에 편평하게 하고 계속 뻗어낸다 머리는 매트를 강하게 누른 채 유지한다 다리를 rolling down 할 때 척추로부터 반대로 뻗어낸다 어깨와 손의 힘을 최대한 이용하지 않는다 다리를 올리면서 반동을 주면 안 된다
Imge cug	동작의 완성보다는 척추 관절의 균일한 움직임에 대한 느낌에 집중한다 척추를 말아 내릴 때 척추가 하나씩 매트에 붙는 느낌을 갖는다
Spotting	눈과 고혈압, 심각한 목과 등의 문제를 조심한다 목에 부하가 없이 동작을 제어할 수 있는지 주의하여 관찰한다
주의사항	풋 스트랩을 사용하는 경우, 발목의 위쪽에 단단히 감기도록 한다 경추와 요추의 문제를 주의한다
타겟머슬	고관절 굴곡 roll over 장요근 (Iliopsoas) 복직근 (rectus abdominis) 치골근 (Pectineus) 외/내복사근 (external/internal oblique) 대퇴근막장근 (Tensor Fascia Latae) 복횡근 (transverse abdominis) 단내전근 (Adductor brevis) 장요근 (Iliopsoas) 장내전근 (Adductor longus) 상완삼두근 (triceps brachii) 대내전근 (Adductor magnus) 광배근 (latissimus dorsi) 대퇴직근 (Rectus femoris) 봉공근 (Sartorius)

ROLL OVER

동작

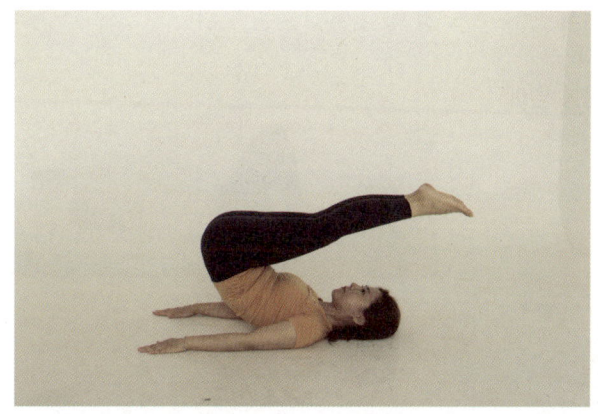

내쉬면서 복부를 Scooping 하여 꼬리뼈부터 척추를 분절하여 다리를 머리위로 곧게 뻗어 넘긴다

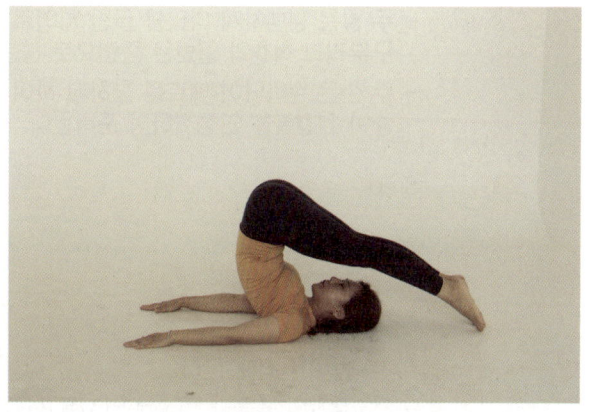

계속 내쉬면서 발끝이 매트에 닿을 때까지 복부를 Scooping 한다

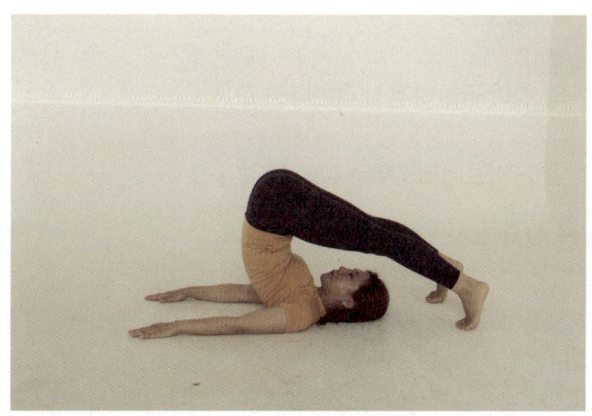

마시면서 발끝이 매트에 닿으면 어깨 넓이로 다리를 벌려 dorsi flexion 한다

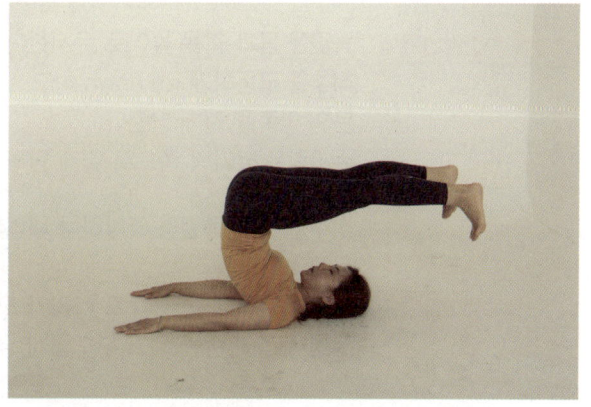

내쉬면서 복부의 힘을 유지하며 두 다리를 골반 높이까지 들어올린다

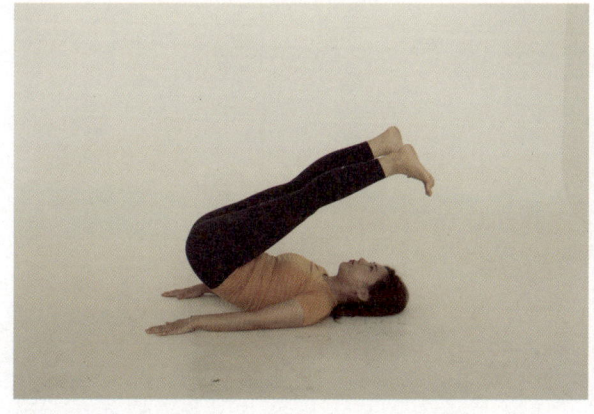

계속 내쉬면서 흉추부터 꼬리뼈까지 척추를 분절하여 발목은 dorsi flexion 을 유지한다

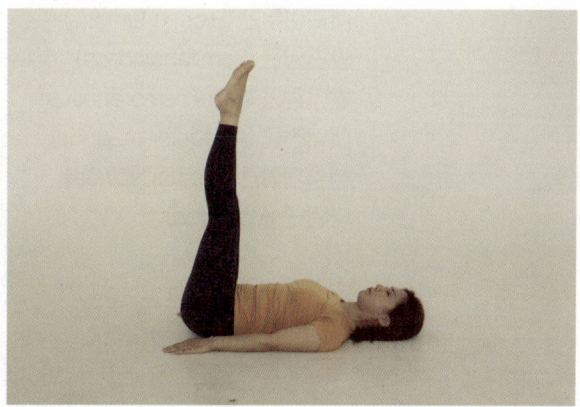

마시면서 시작 자세로 돌아온다

SUPINE 07

BRIDGE

목표	척추의 articulation 을 만들어주고 둔근의 강화를 통해 중립 골반의 안정화를 인지한다
Set up	– 두 발은 평행하게 다리를 골반 넓이로 벌려 구부리고 척추와 골반은 중립으로 눕는다 – 두 손은 손바닥이 매트를 향하게 하여 몸통 옆에 놓아 견갑골을 안정화하여 준비한다
Rep	5rep
난이도	하

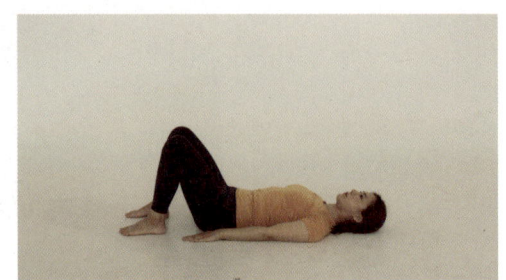

Modification +Variation	범위를 적게 한다 골반의 중립과 Imprint 인지를 선행한다 파워써클이나 공을 무릎 사이에 끼고 단단히 조인다 single leg 로 진행하며 고관절 신전을 한쪽씩 집중하여 실행한다
Teaching Tip	늑골은 몸과 같은 높이로 유지한다 척추를 균등하게 roll down 하고, 양쪽의 힙이 균등하게 내려온다 몸의 양쪽을 길게 당긴다 손가락은 발가락 쪽으로 길게 향하고, 정수리는 어깨로부터 뻗어 나간다
Imge cug	척추를 진주 목걸이 하나하나 내려놓는 상상을 한다
Spotting	무릎 바깥쪽에 손을 대고 다리가 모아지지 않도록 한다 무릎 뒤쪽에 손을 대고 부드럽게 당긴다
주의사항	어깨, 목, 무릎에 문제가 있으면 주의한다
타겟머슬	대둔근 (Gluteus maximus) 대퇴이두근 (Biceps femoris) 반건양근 (Semitendinosus) 반막양근 (Semimembranosus) 대내전근 (Adductor magnus) 척추기립근 (Erector spinae) 다열근 (Multifidus)

BRIDGE

동작

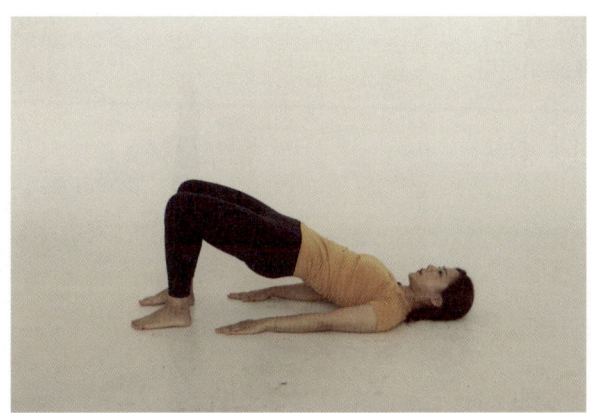 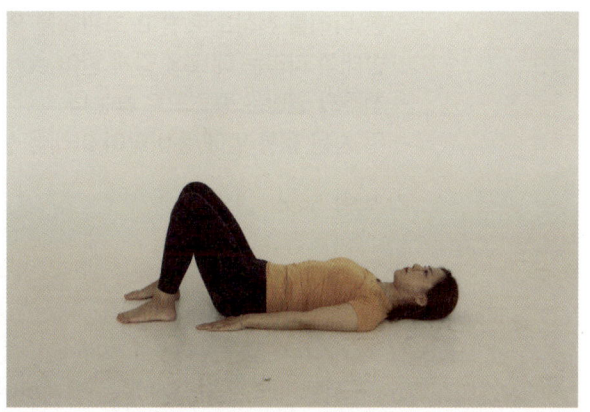

내쉬면서 골반의 중립을 유지하고 꼬리뼈부터 척추를 분절하여 말아 고관절을 신전하여 흉추 상부에서 무릎까지 일직선이 되게한다

마시면서 흉추부터 꼬리뼈까지 척추를 분절하여 매트에 마디마디 내려놓으며 시작 자세로 돌아온다

SINGLE LEG CIRCLE

목표	척추와 골반의 안정화를 유지한 상태에서의 고관절 분리 움직임을 인지한다
Set up	– 한 다리를 천장으로 뻗고 고관절을 외회전 한다 – 반대쪽 다리는 매트에 길게 뻗어 dorsi flexion한다 – 척추와 골반은 중립으로 눕는다 – 두 손은 몸통 옆에 손바닥이 아래를 향하게 놓는다
Rep	각 방향 5rep
난이도	하

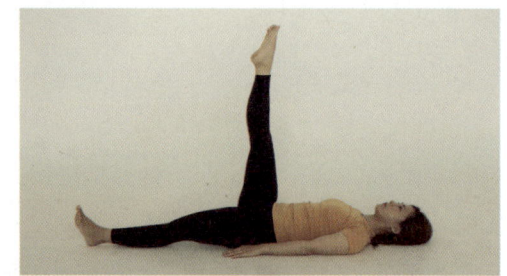

Modification +Variation	서클의 범위를 적게 또는 크게하여 실행한다 대문자 D 를 그린다 무릎을 약간 구부린다 파워써클 안에서 원을 그리도록 제한하여 실행하도록 한다
Teaching Tip	동작 전 햄스트링 스트레치를 한다 Cross over와 up에 엑센트를 둔다 박스를 유지하고 두 다리 모두 센터라인에 있도록 한다 늑골은 매트에 강하게 앵커링한다 대퇴골이 힙으로부터 독립된 움직임을 갖는다 서클을 그릴 때 골반이 흔들리지 않도록 한다 다리의 움직임은 골반의 안정성이 보장되는 범위에서 움직이도록 한다 힙, 무릎, 발가락의 정렬을 유지한다 시작자세에서 골반과 척추의 중립을 정확히 잡은 후 동작을 진행한다 근육의 밸런스를 확인하고, 약한 쪽부터 운동 시키거나 번갈아 가면서 시킨다
Imge cug	하늘 속에서 서클을 오려낸다고 상상한다 다리를 펜이나 붓으로 이미지 설정 후 도화지에 서클을 그린다고 상상한다
Spotting	학생의 다리를 잡고 돌려준다 반대쪽 골반을 고정하도록 터치한다
주의사항	목과 등이 타이트한 사람은 머리 밑에 베개를 두어 지지한다 대퇴사두근의 과한 수축을 주의한다
타겟머슬	굴곡 장요근 (Iliopsoas) 대퇴직근 (Rectus femoris) 외전 중둔근 (Gluteus medius) 소둔근 (Gluteus minimus) 장요근 (Iliopsoas) 대퇴근막장근 (Tensor Fascia Latae) 봉공근 (Sartorius) 내전 대내전근 (Adductor magnus) 장내전근 (Adductor longus) 단내전근 (Adductor brevis) 치골근 (Pectineus) 박근 (Gracilis)

SUPINE 08

SINGLE LEG CIRCLE

동작

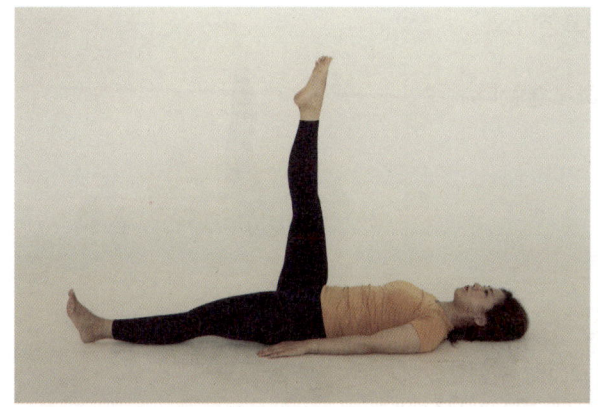

마시면서 골반이 움직이지 않게 고정하고 천장으로 뻗은 다리 고관절 외회전 한다

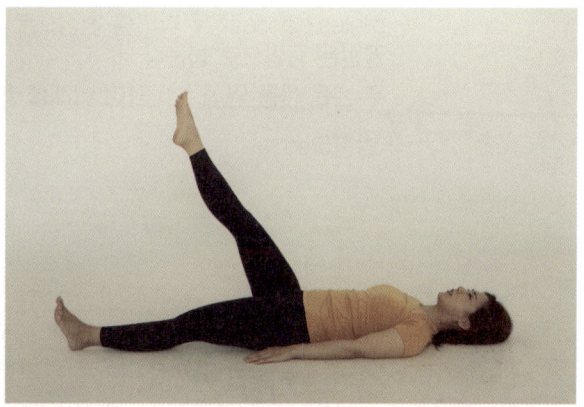

마시면서 골반의 안정화를 유지하며 뻗은 다리 외회전을 유지하며 발끝으로 몸의 중앙선 안쪽으로 반원을 그린다

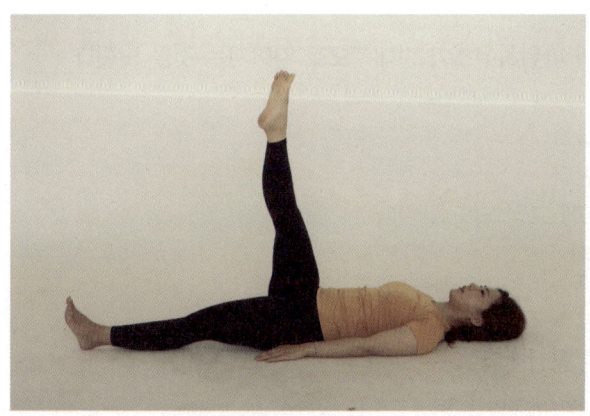

내쉬면서 나머지 반원을 바깥쪽으로 그려 5회 실시한다 (반복 후 반대방향 circle)

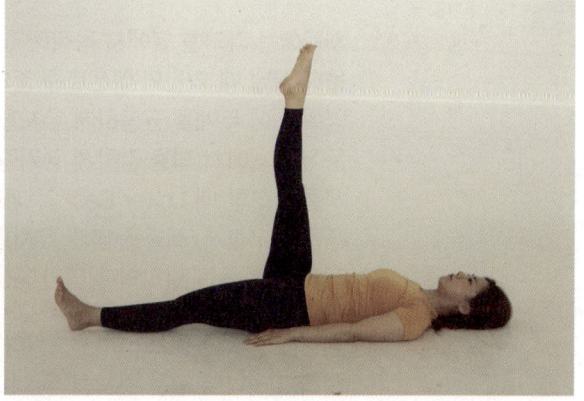

내쉬면서 시작 자세로 돌아온다 (반복 후 반대방향 circle)

SUPINE
09

CORKSCREW

목표	척추와 골반의 안정화를 유지한 상태에서의 고관절 분리 움직임을 인지한다
Set up	- pilates stance로 두 다리를 천장으로 뻗고 척추와 골반은 중립으로 눕는다 - 두 손은 몸통 옆에 손바닥이 아래를 향하게 놓는다
Rep	각 방향5rep
난이도	하

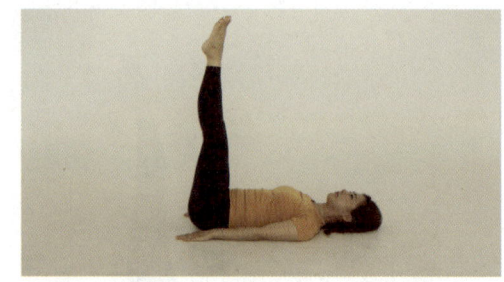

Modification +Variation	무릎을 살짝 구부리거나 두 다리를 교차하여 실행한다 작은 원을 그리거나 시계추처럼 옆에서 옆으로 움직인다 손을 골반 밑에 위치하여 실행한다 발목 사이에 파워써클을 끼워 실행한다
Teaching Tip	처음에는 다리를 옆에서 움직여 힙과 파워하우스가 반대쪽으로 길어지는 것을 느낀다 올려 끝낼 때 약간의 액센트를 준다 양쪽 힙에 무게를 균등하게 유지한다 동작 전체에서 힙을 강하게 앵커링한다 서클을 그릴 때 Lower Back이 매트에 고정 되도록 한다 흉골은 무겁게, 쇄골은 넓게 유지한다 전체 동작 동안 다리의 길이가 동일하게 유지한다
Imge cug	천장에 정확한 동그라미를 그린다고 상상한다 다리가 하나로 붙은 것처럼 두 다리를 단단히 붙인다
Spotting	옆에서 반대쪽 힙이 매트에 유지되도록 지지한다 다리를 잡고 서클을 가이드 한다
주의사항	반드시 척추가 매트에 단단히 붙어 있어야 한다 목 위로 Roll up 하지 않는다(Corkscrew2) 목 문제가 있으면 생략한다(Corkscrew2)
타겟머슬	외복사근 (external oblique) 내복사근 (internal oblique) 다열근 (multifidus) 장요근 (Iliopsoas) 대퇴직근 (Rectus femoris)

SUPINE
09

CORKSCREW

동작

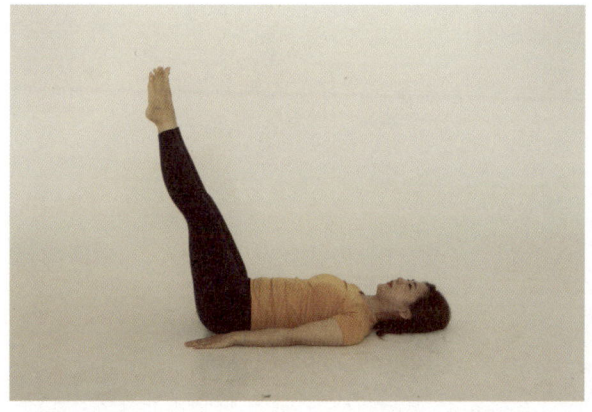

내쉬면서 골반이 움직이지 않게 고정하고 두 다리를 몸의 외측으로 뻗어준다

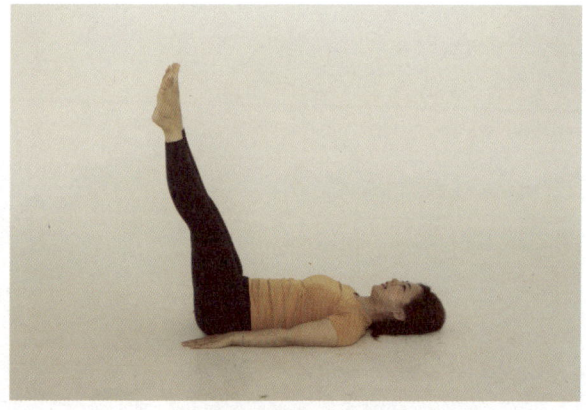

내쉬면서 두 다리 모두 반대방향을 향해 발끝이 몸에서 멀어지도록 반원을 그린다

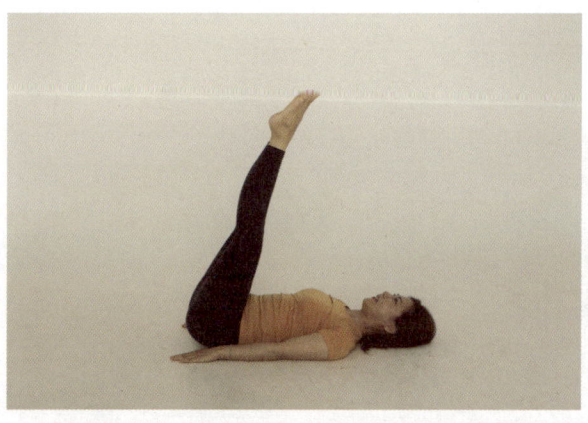

계속 내쉬면서 복부의 수축으로 고관절을 최대한 굴곡하여 발끝을 머리쪽으로 향하도록 한다

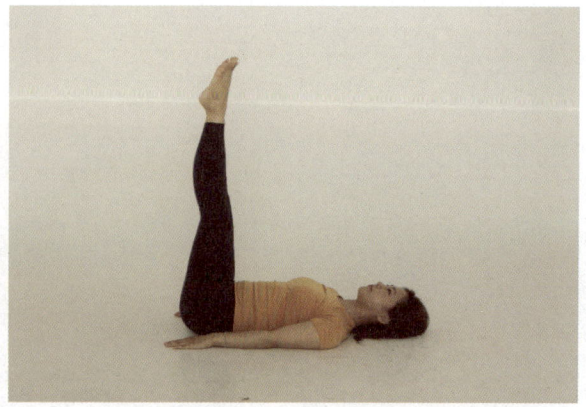

마시면서 골반의 안정화를 유지하며 시작 자세로 돌아온다

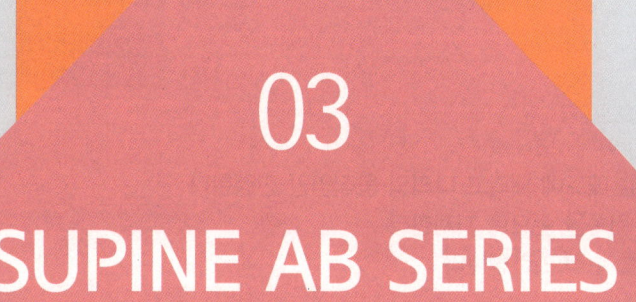

03
SUPINE AB SERIES

SINGLE LEG STRETCH
DOUBLE LEG STRETCH
SCISSORS LEG RAISE
CRISS CROSS
TEASER

SUPINE AB SERIES
01

SINGLE LEG STRETCH

목표	팔, 다리의 움직임에 대한 인지력과 복부 코어근육의 지구력을 향상시킨다
Set up	– Neck curl 상태를 유지하고 흉추를 굴곡하여 손바닥은 바닥을 향하게 하여 골반 옆에 손끝을 곧게 뻗는다 – 동시에 다리는 테이블탑을 유지한다
Rep	10rep
난이도	상

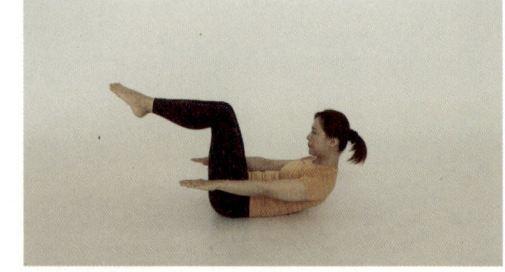

Modification +Variation	머리를 매트에 내리고 다리의 움직임만 진행한다 목의 뒤쪽을 손으로 지지한다 다리를 수직으로 뻗는다
Teaching Tip	손의 위치를 가르친다 손의 위치가 움직여져도 척추의 높이는 변하지 않도록 유지한다 처음에는 다리 한번 바뀔 때 한 번의 호흡을 하도록 가르친다 후에는 두 번의 체인지에서 한 번의 호흡을 하도록 가르친다 다리를 동일한 사선의 면을 따라서 들어오고 나가게 한다 몸통이 흔들리지 않도록 동작한다 다리를 센터라인에 유지하도록 한다 힙과 무릎, 발의 정렬을 바르게 한다 움직임의 속도를 조절한다 목과 어깨의 긴장을 최대한 피하고 어깨의 안정성을 유지한다 무릎을 가슴 쪽으로 과도하게 잡아당겨서 꼬리뼈가 매트에서 떨어지지 않도록 하여야 한다
Imge cug	한 다리씩 뻗을 때 에너지가 뻗어 나간다고 상상한다 양쪽 옆구리에 같은 길이의 집게를 집어 놓고 길이가 변하지 않는다고 상상한다
Spotting	발을 앞으로 길게 하기 위해서 방향을 알려준다 옆에서 머리를 부드럽게 받쳐준다
주의사항	목이 약하거나 문제가 있는 사람은 머리 밑에 베개를 받친다
타겟머슬	고관절 굴곡 장요근 (Iliopsoas) 치골근 (Pectineus) 대퇴근막장근 (Tensor Fascia Latae) 단내전근 (Adductor brevis) 장내전근 (Adductor longus) 대내전근 (Adductor magnus) 대퇴직근 (Rectus femoris) 봉공근 (Sartorius)	curl up 경추 심부 굴곡근 (deep neck flexors) 사각근/흉쇄유돌근 (scalenus, sternocleidomastoid) 복직근 (rectus abdominis) 외/내복사근 (external/internal oblique) 복횡근 (transverse abdominis)

SINGLE LEG STRETCH

동작

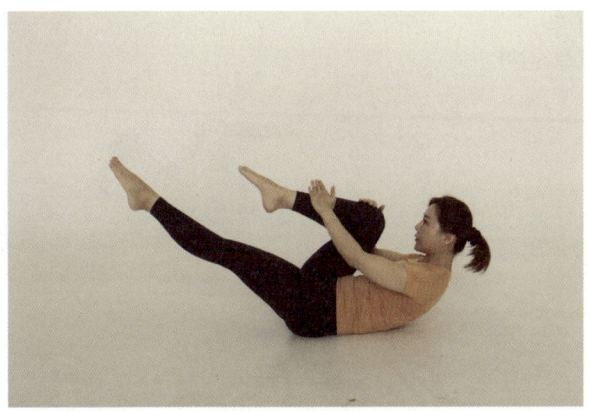 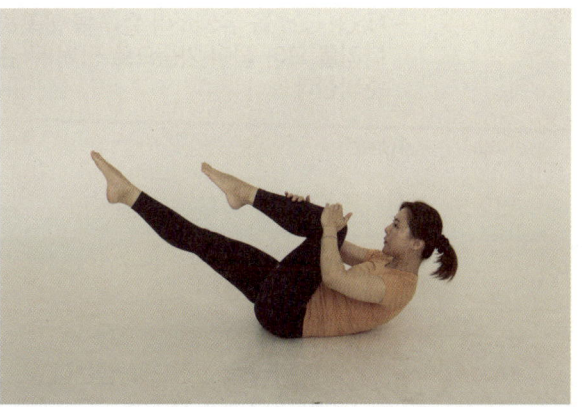

내쉬면서 한 다리는 사선으로 뻗고 반대 다리는 몸통으로 당겨 양손으로 강하게 무릎을 감싼다

내쉬면서 반대 방향도 실행한다 (양다리 번갈아 가며 반복한다)

DOUBLE LEG STRETCH

목표	팔, 다리의 움직임에 대한 인지력과 복부 코어근육의 지구력을 향상시킨다
Set up	– Neck Curl 을 유지하며 흉추를 굴곡하여 두 다리를 모아 접어 가슴으로 당겨 두 손으로 감아 준비한다
Rep	10rep
난이도	상

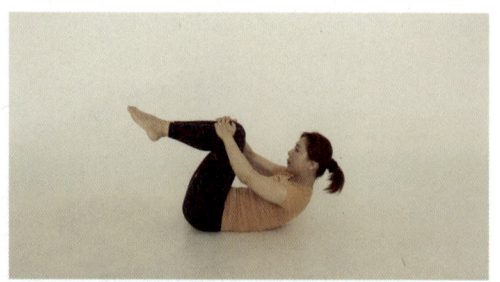

Modification +Variation	팔과 다리를 천장으로 뻗는다 허벅지 뒤쪽을 잡는다 팔이나 다리 하나만 진행한다 머리를 내려놓는다 공이나 파워 써클을 다리 사이에 끼워 실행한다
Teaching Tip	팔의 움직임을 먼저 가르치고 다리의 움직임을 가르친다 팔과 다리를 관절 범위 내에서 진행한다 양쪽 팔 다리를 균일하게 움직인다 다리는 계속하여 센터라인을 유지한다 견갑골과 늑골을 매트에 앵커링하여 몸통이 흔들리지 않도록 한다
Imge cug	안에는 좋은 공기가, 바깥에는 나쁜 공기가 있다고 상상한다
Spotting	발목을 잡아 늘려준다 팔을 귀 옆까지 부드럽게 당겨준다
주의사항	Lower back 에 문제를 가진 사람들은 손을 골반 밑에 놓고 상체의 움직임을 생략한다 목이 약한 사람은 머리 밑에 베개를 받친다
타겟머슬	고관절 굴곡 장요근 (Iliopsoas) 치골근 (Pectineus) 대퇴근막장근 (Tensor Fascia Latae) 단내전근 (Adductor brevis) 장내전근 (Adductor longus) 대내전근 (Adductor magnus) 대퇴직근 (Rectus femoris) 봉공근 (Sartorius) curl up 경추 심부 굴곡근 (deep neck flexors) 사각근/흉쇄유돌근 (scalenus, sternocleidomastoid) 복직근 (rectus abdominis) 외/내복사근 (external/internal oblique) 복횡근 (transverse abdominis)

SUPINE AB SERIES
02

DOUBLE LEG STRETCH

동작

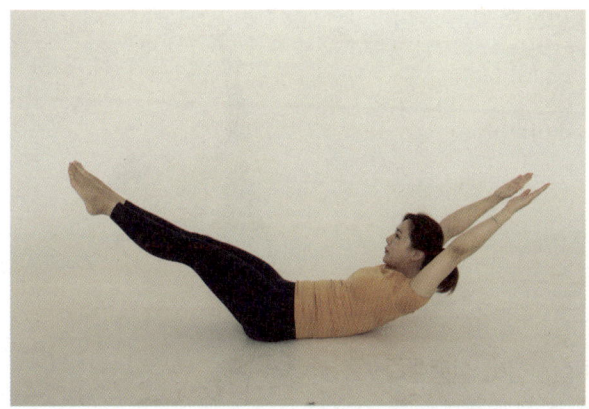

마시면서 흉추의 굴곡을 유지하며 팔은 머리 위로 뻗고 다리는 imprint 를 유지할 수 있는 만큼 곧게 뻗는다

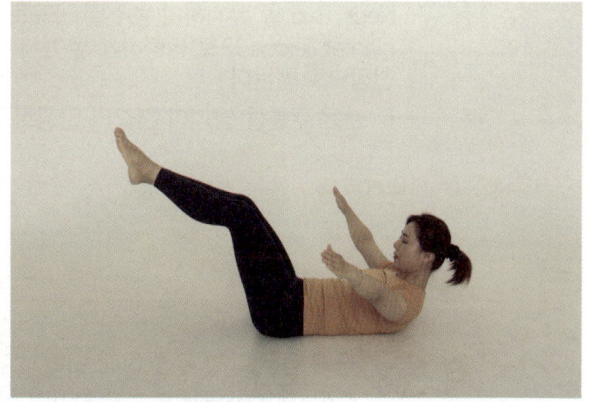

내쉬면서 무릎을 테이블탑으로 굽히는 것과 동시에 팔은 밖으로 머리에서 발끝으로 원을 그린다

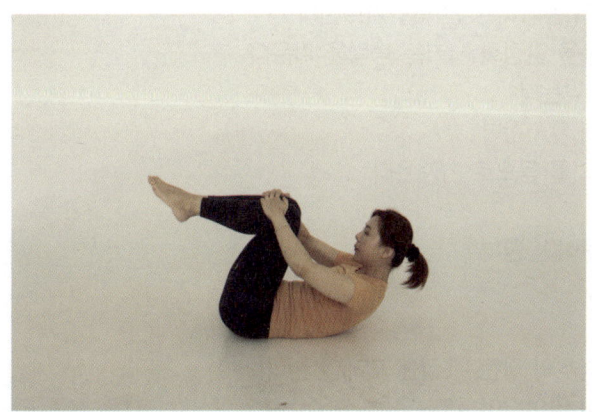

마시면서 무릎을 가슴으로 끌어 안으며 시작 자세로 돌아온다

SCISSORS

목표	팔, 다리의 움직임에 대한 인지력과 복부 코어근육의 지구력을 향상시킨다
Set up	- Neck Curl 을 유지하며 흉추를 굴곡하여 발목은 plantar flexion 으로 평행하게 붙여서 두 다리를 천장으로 뻗는다 - 두 손은 무릎을 당기며 견갑의 안정화를 유지한다
Rep	10rep
난이도	상

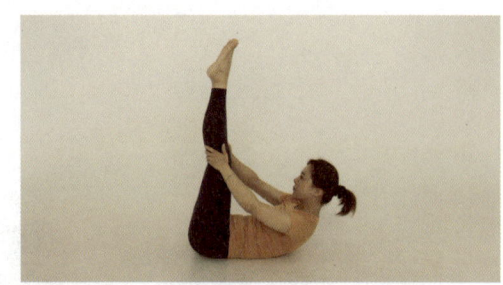

Modification +Variation	곧게 뻗은 다리 무릎 아래 허벅지 뒤쪽을 잡아 실행한다 손을 골반 아래에 두고 움직임의 범위를 적게 실행한다 무릎을 구부려 실행한다
Teaching Tip	큰 움직임보다는 파워하우스로부터의 동작이란 인식을 가르친다 독립적으로 팔과 다리를 움직여 몸통을 안정화 시키는 능력을 키운다 두 번의 진동과 함께 활기찬 템포를 갖는다 박스를 유지하고 척추의 길이를 길게 유지한다 몸을 다리로 가져가는 게 아니라 다리를 몸으로 가져온다 매번 다리가 서로 스치도록 한다 다리가 벌어지는 각도는 대칭을 이루어야 한다 과도한 바운싱을 하지 않아야 한다 뻗어내는 다리에 좀 더 집중한다 다리의 움직임을 조절하여 골반과 척추의 회전, 측굴을 피해야 한다 두 다리는 고관절 에서부터 움직임이 일어나야 한다
Imge cug	가위처럼 다리를 교차시킨다
Spotting	다리를 가이드해준다 센터라인의 타겟을 만들어 준다
주의사항	목이 약한 사람은 머리 밑에 베개를 받친다
타겟머슬	고관절 굴곡 장요근 (Iliopsoas) 치골근 (Pectineus) 대퇴근막장근 (Tensor Fascia Latae) 단내전근 (Adductor brevis) 장내전근 (Adductor longus) 대내전근 (Adductor magnus) 대퇴직근 (Rectus femoris) 봉공근 (Sartorius) curl up 경추 심부 굴곡근 (deep neck flexors) 사각근/흉쇄유돌근 (scalenus, sternocleidomastoid) 복직근 (rectus abdominis) 외/내복사근 (external/internal oblique) 복횡근 (transverse abdominis)

SUPINE AB SERIES
03

SCISSORS

동작

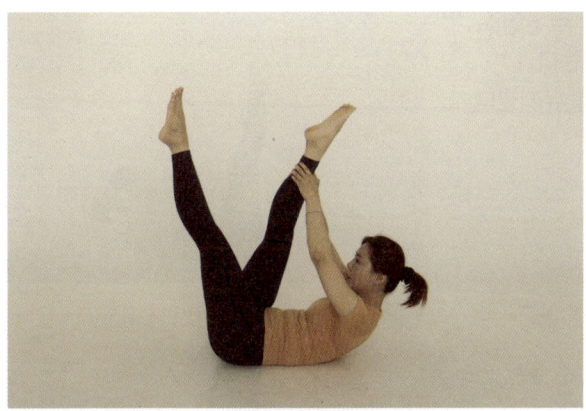 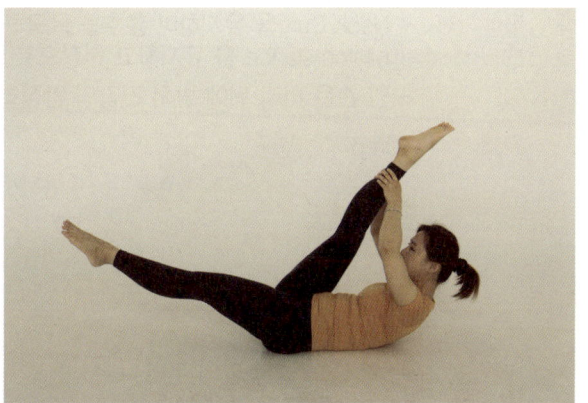

내쉬면서 2카운트씩 한 다리는 발목을 잡고 몸으로 끌어당긴다

내쉬면서 반대 다리는 가능한 만큼 매트로 뻗어 내린다 (반대 다리도 반복 실행한다)

SUPINE AB SERIES
04

LEG RAISE

목표	팔, 다리의 움직임에 대한 인지력과 복부 코어근육의 지구력을 향상시킨다
Set up	– Neck Curl 을 유지하며 흉추를 굴곡하여 두 다리는 pilates stance 를 유지하고 천장으로 뻗는다 – 양 손은 머리 뒤에 받혀 견갑의 안정화를 유지한다
Rep	10rep
난이도	상

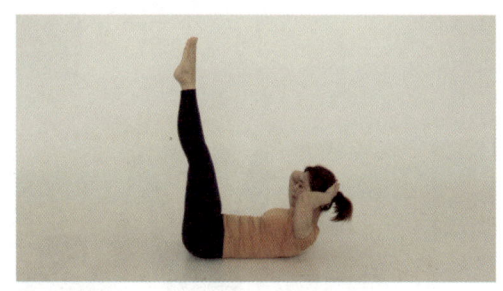

Modification +Variation
손을 골반 밑에 둔다
무릎을 구부리고 동작을 진행한다
머리를 내려 놓는다
발목 사이에 파워써클을 낀다

Teaching Tip
큰 움직임보다는 파워하우스로부터의 동작이란 인식을 가르친다
독립적으로 팔과 다리를 움직여 몸통을 안정화 시키는 능력을 키운다
두 번의 진동과 함께 활기찬 템포를 갖는다
박스를 유지하고 척추의 길이를 길게 유지한다
몸을 다리로 가져가는 게 아니라 다리를 몸으로 가져온다
매번 다리가 서로 스치도록 한다
다리가 벌어지는 각도는 대칭을 이루어야 한다
과도한 바운싱을 하지 않아야 한다
뻗어내는 다리에 좀 더 집중한다
다리의 움직임을 조절하여 골반과 척추의 회전, 측굴을 피해야 한다
두 다리는 고관절 에서부터 움직임이 일어나야 한다

Imge cug
발가락으로 벽을 긁어낸다고 상상한다

Spotting
다리를 가이드해준다
센터라인의 타겟을 만들어 준다

주의사항
목이 약한 사람은 머리 밑에 베개를 받친다

타겟머슬

고관절 굴곡 장요근 (Iliopsoas) 치골근 (Pectineus) 대퇴근막장근 (Tensor Fascia Latae) 단내전근 (Adductor brevis) 장내전근 (Adductor longus) 대내전근 (Adductor magnus) 대퇴직근 (Rectus femoris) 봉공근 (Sartorius)	curl up 경추 심부 굴곡근 (deep neck flexors) 사각근/흉쇄유돌근 (scalenus, sternocleidomastoid) 복직근 (rectus abdominis) 외/내복사근 (external/internal oblique) 복횡근 (transverse abdominis)

SUPINE AB SERIES
04

LEG RAISE

동작

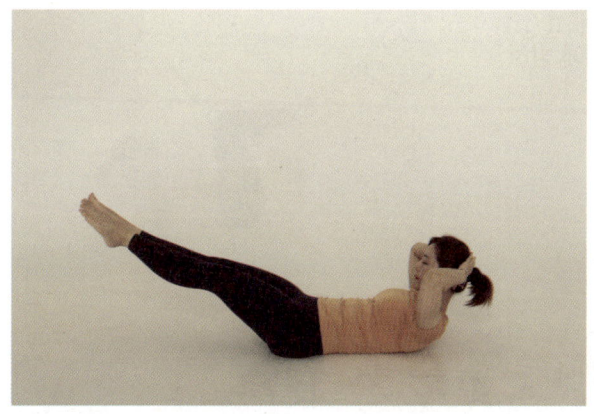 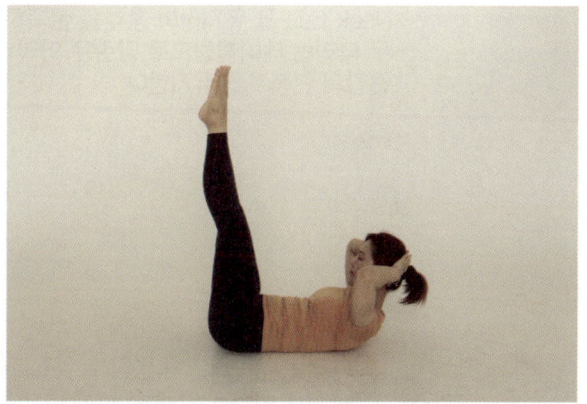

내쉬면서 흉추의 굴곡을 유지하고 다리는 imprint 를 유지할 수 있는 만큼 멀리 뻗어 내린다

마시면서 두 다리를 천장으로 들어 올려 시작 자세로 돌아온다

SUPINE AB SERIES
05

CRISS CROSS

목표	팔, 다리의 움직임에 대한 인지력과 복부 코어근육의 지구력을 향상시킨다
Set up	– Neck Curl 을 유지하며 흉추를 굴곡하여 두 다리는 테이블탑으로 양손은 머리 뒤에 받혀 견갑의 안정화를 유지한다
Rep	10rep
난이도	상

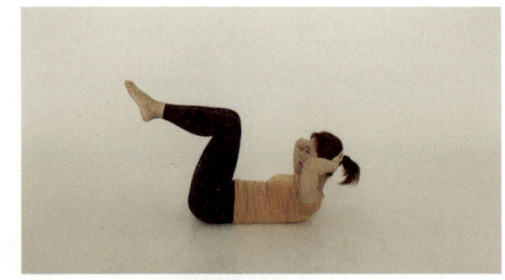

Modification +Variation	다리는 생략하고 몸통만 트위스트 한다 다리를 천장으로 뻗는다 미니볼로 등 뒤를 받혀 실행한다 두 번의 트위스트에서 들이마시고 두 번의 트위스트에서 내쉰다
Teaching Tip	큰 움직임보다는 파워하우스로부터의 동작이란 인식을 가르친다 독립적으로 팔과 다리를 움직여 몸통을 안정화 시키는 능력을 키운다 두 번의 진동과 함께 활기찬 템포를 갖는다 박스를 유지하고 척추의 길이를 길게 유지한다 몸을 다리로 가져가는 게 아니라 다리를 몸으로 가져온다 매번 다리가 서로 스치도록 한다 다리가 벌어지는 각도는 대칭을 이루어야 한다 과도한 바운싱을 하지 않아야 한다 뻗어내는 다리에 좀 더 집중한다 다리의 움직임을 조절하여 골반과 척추의 회전, 측굴을 피해야 한다 두 다리는 고관절 에서부터 움직임이 일어나야 한다
Imge cug	발가락으로 벽을 긁어낸다고 상상한다
Spotting	다리를 가이드해준다 센터라인의 타겟을 만들어 준다
주의사항	목이 약한 사람은 머리 밑에 베개를 받친다
타겟머슬	고관절 굴곡 장요근 (Iliopsoas) 치골근 (Pectineus) 대퇴근막장근 (Tensor Fascia Latae) 단내전근 (Adductor brevis) 장내전근 (Adductor longus) 대내전근 (Adductor magnus) 대퇴직근 (Rectus femoris) 봉공근 (Sartorius) curl up 경추 심부 굴곡근 (deep neck flexors) 사각근/흉쇄유돌근 (scalenus, sternocleidomastoid) 복직근 (rectus abdominis) 외/내복사근 (external/internal oblique) 복횡근 (transverse abdominis)

CRISS CROSS

동작

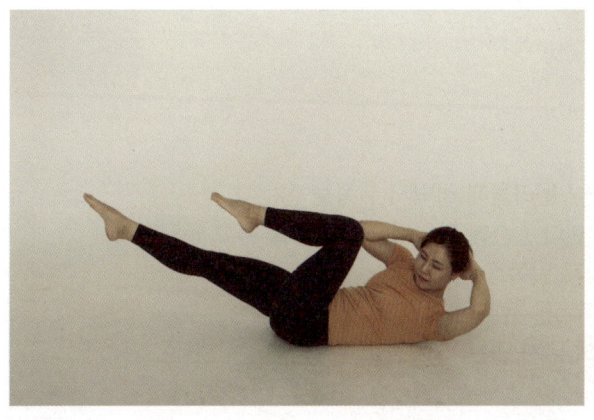 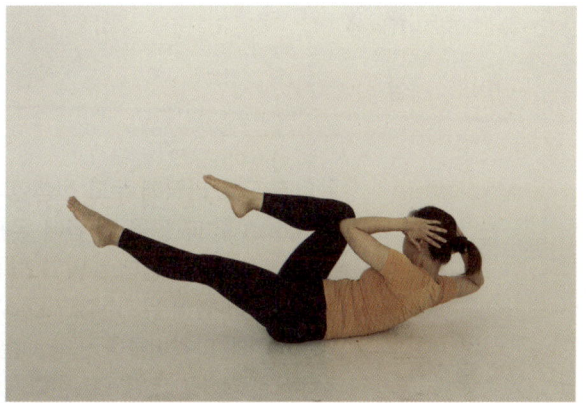

내쉬면서 상체를 회전하면서 팔과 반대쪽 무릎이 닿게 굽힌다
굽힌 다리 반대쪽은 복부안정성을 유지하며 곧게 뻗는다

마시면서 반대쪽도 실행한다 (양쪽 방향 번갈아 실행한다)

TEASER PRE · TEASER 1/2

목표	복부 코어근육의 지구력의 향상 척추의 articulation 인지를 향상시킨다
Rep	10rep
난이도	상

Modification +Variation
두 다리 모두 바닥에 두고 진행한다 / 올라올때 허벅지 뒤쪽을 잡는다
Roll down 할 때 팔을 귀 옆에 유지한다 / 손에 파워써클이나 바를 들고 동작한다
무릎을 구부린 채 형태로 앉고 허벅지 뒤쪽을 잡는다
손을 엉덩이 옆에 유지한다 / Leg Top을 유지한다
발목 사이에 파워써클을 낀다 / 손에 무게 있는 바를 들고 한다
유지하며 상체를 트위스트 한다

Teaching Tip
동작이 속도가 너무 빠르거나 느리지 않도록 조절한다
골반의 틀어짐이나 회전을 하지 않도록 한다
꼬리뼈가 눌려 고통을 호소하는 사람들은 매트를 두툼하게 준비한다
복부를 사용하여 sitz bone의 뒤에 중심을 잡고 요추를 약간 굴곡, 흉추를 길게 늘려야 한다
경추를 척추 라인에 맞추어야 한다 / 반동을 이용하지 않고 파워하우스를 이용한다
학생 뒤꿈치 밑에 손을 대고 다리를 내릴 때 약간의 저항을 준다
양쪽 sitz bone과 척추의 양쪽에 동일한 무게를 가해지도록 유지한다
팔을 올릴 때 등에서부터 길게 들어 올린다
팔은 허벅지와 평행하게 하며 손바닥은 아래로 누른다
팔을 앞으로 던지지 않는다 / 팔과 다리는 동시에 들고 내린다
시작 자세에서, 발가락을 쳐다본다

Imge cug
요요가 되었다고 상상한다 / 달을 하늘 위로 들어 올린다는 상상을 한다
내 몸이 스프링이 되었다고 상상한다 / 팔 다리를 Roll down 할 때 손끝과 발가락을 반대 방향에서 당긴다고 상상한다

Spotting
학생의 발을 공중에서 부드럽게 잡거나 내 허벅지로 지지해 준다
손을 잡고 일어나도록 보조해 준다
학생의 손을 잡아 지지해주거나, 몸통을 들어 올리고 있는 것을 유지하도록 도와준다
Teaser2에서는 스파팅을 하지 않는다

주의사항
Lower back 문제를 주의한다

타겟머슬

고관절 굴곡	roll up
장요근 (Iliopsoas)	경추 심부 굴곡근 (deep neck flexors)
치골근 (Pectineus)	사각근/흉쇄유돌근 (scalenus, sternocleidomastoid)
대퇴근막장근 (Tensor Fascia Latae)	복직근 (rectus abdominis)
단내전근 (Adductor brevis)	외/내복사근 (external/internal oblique)
장내전근 (Adductor longus)	복횡근 (transverse abdominis)
대내전근 (Adductor magnus)	
대퇴직근 (Rectus femoris)	
봉공근 (Sartorius)	

TEASER PRE · TEASER 1/2

동작

TEASER PRE

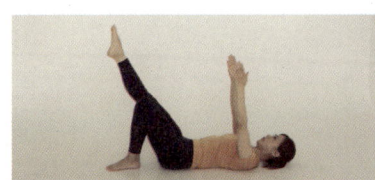

Set up
- 두 다리 골반 넓이로 무릎 구부려 세운 뒤, 한쪽 다리를 사선으로 곧게 뻗는다
- 두 팔은 천장으로 뻗어 견갑의 안정화를 유지하여 준비한다

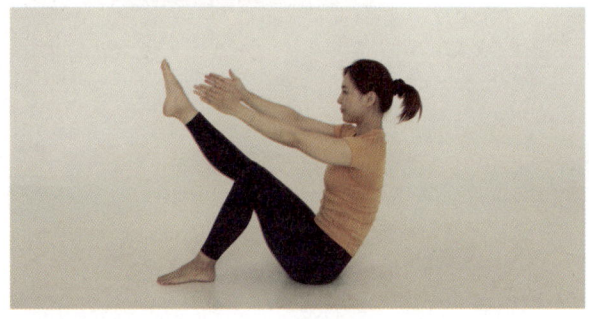

내쉬면서 Neck Curl을 거쳐 무게중심이 sitz-bone 위에 놓일 수 있게 다리의 모양이 변하지 않게 척추를 분절하여 올라온다

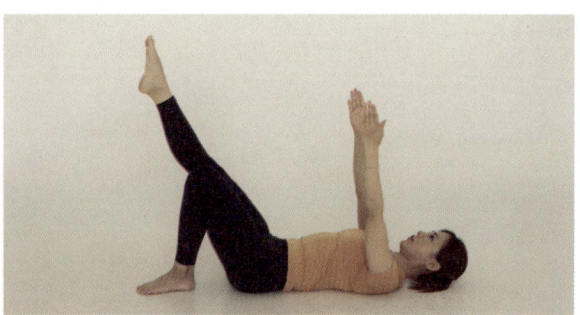

내쉬면서 골반부터 척추 마디마디를 분절하여 머리가 매트에 닿을 때까지 견갑의 안정을 유지하며 Roll Down 한다

TEASER 1/2

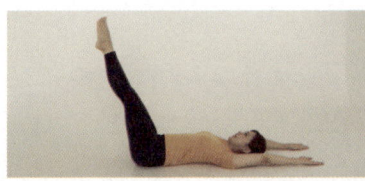

Set up
- 두 다리는 pilates stance로 무릎을 천장으로 곧게 뻗어 척추와 골반을 중립으로 눕는다
- 두 팔은 견갑골과 흉곽이 안정적으로 연결되어 있는 범위에서 머리위로 뻗는다

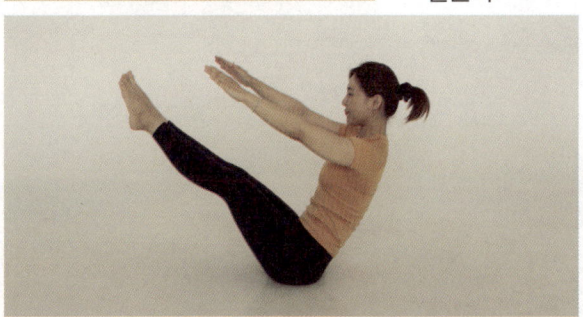

내쉬면서 Neck Curl을 거쳐 무게중심이 sitz-bone 위에 놓일 수 있게 척추를 분절하여 올라온다

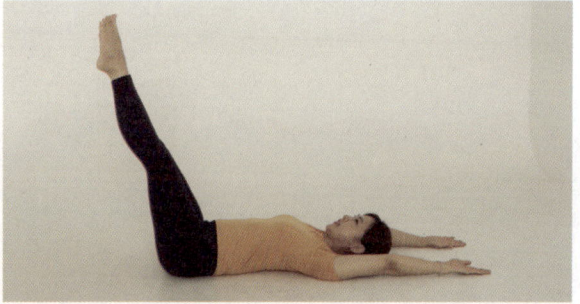

마시면서 팔을 머리 위로 들어올리는 동시에 두 다리를 가능한 범위까지 매트 가까이 내린다

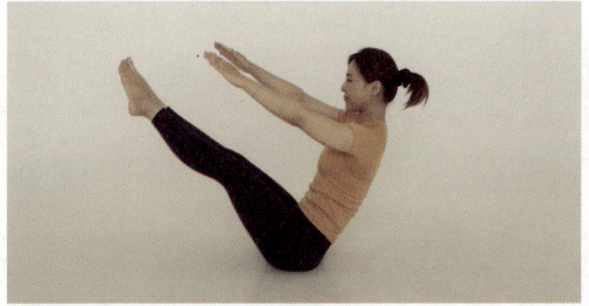

내쉬면서 TEASER 자세를 유지한다

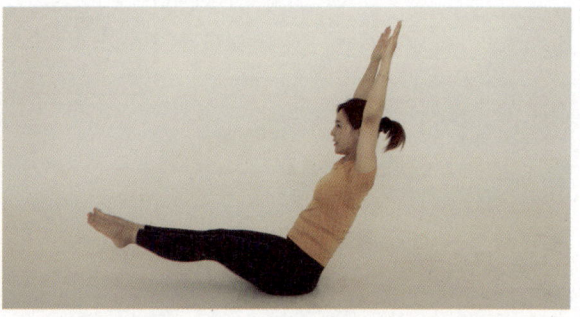

마시면서 팔과 다리 서로 멀어지게 팔은 머리 위로 다리는 바닥으로 내려준다

04
SITTING

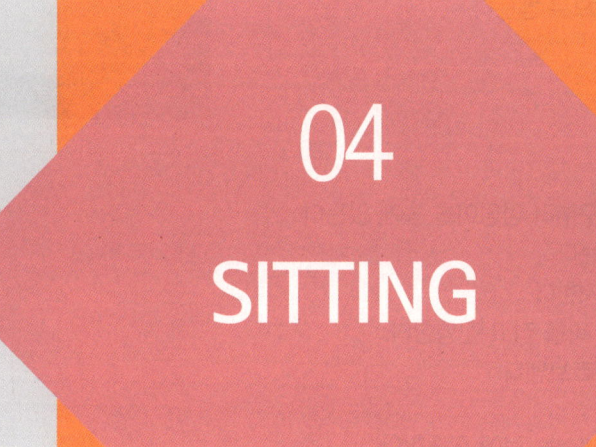

SPINE STRETCH FORWARD
MERMAID
SPINE TWIST
SAW
ROLLING LIKE A BALL
SEAL
OPEN LEG ROCKER PREP
OPEN LEG ROCKER

SITTING 01

SPINE STRETCH FORWARD

목표	고관절과 척추의 분리움직임 인지 hamstring의 스트레칭 향상과 척추 articulation인지
Set up	– 두 다리는 어깨 넓이로 무릎을 곧게 펴고 발목은 dorsi flexion한다 – 척추와 골반을 중립으로 앉는다 – 두 팔은 견갑골과 흉곽이 안정적으로 연결되어 있는 범위에서 앞으로 뻗는다
Rep	10rep
난이도	하

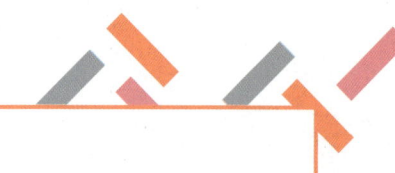

Modification +Variation	무릎을 살짝 구부려 엉덩이를 높게 앉는다 배럴 위에 앉는다 등을 벽에 지지한다 짐볼, 토닝볼, 바를 잡고 진행한다 손을 머리 뒤로 보낸다
Teaching Tip	숨을 완전히 내쉬는 것에 집중한다 강한 C-curve를 만드는데 집중한다 더 멀리 뻗어 내고 더 많은 호흡을 뱉어 낸다 척추의 꺾임이 없이 몸을 curling 한다 어깨와 등의 연결을 유지한다 파워하우스를 강하게 수축시켜 힙을 유지한다 팔과 몸통 사이의 간격을 유지한다 골반은 움직이지 않고 척추의 움직임만 일어나도록 한다 시작 자세를 정확히 잡은 후에 동작이 시작되도록 한다 턱이 과도하게 당겨지지 않도록 한다
Imge cug	척추가 머리부터 구부러진 알파벳 C자 형태로 만들어진다고 상상한다
Spotting	등 뒤에 다리를 대주고 선다 양손으로 학생의 허리를 부드럽게 뒤로 당겨준다 손을 잡아주어 저항을 준다
주의사항	Lower back에 문제가 있거나, 햄스트링이 타이트한 경우 Building blocks를 이용한다
타겟머슬	경추 심부 굴곡근 (deep neck flexors) 사각근/흉쇄유돌근 (scalenus, sternocleidomastoid) 복직근 (rectus abdominis) 외/내복사근 (external/internal oblique) 복횡근 (transverse abdominis) 전면 삼각근 (anterior deltoid)

SITTING 01

SPINE STRETCH FORWARD

동작

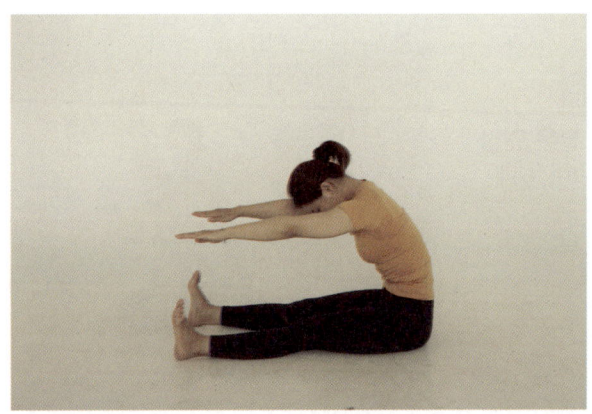
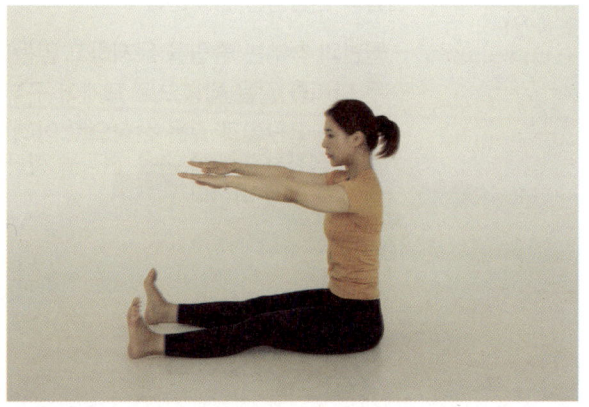

내쉬면서 어깨와 상완의 각도는 유지하고 경추부터 굴곡하여 C-curve 를 만든다

내쉬면서 골반부터 척추를 중립으로 분절하여 시작 자세로 돌아온다

MERMAID STRETCH

목표	척추의 측면움직임과 외측 근육의 신장성, 단축성 수축을 강화한다 견갑의 안정성을 강화한다
Set up	– 골반과 척추는 중립을 유지하고 앉는다 – 두 다리를 같은 방향으로 포개어 구부린다 – 몸통은 고관절과 같은 선상으로 아래쪽 팔은 견갑을 안정화하고 위쪽 손은 천장을 향해 머리 옆에 들어 올려 준비한다
Rep	10rep
난이도	하

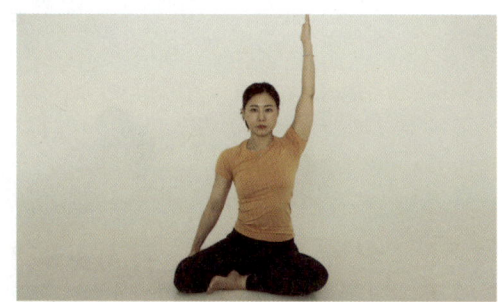

Modification +Variation	무릎의 각도를 조금 더 넓게 한다 토닝볼을 들고한다 Side stretch 에서 숨을 내쉬며 옆으로 굽힘의 top 에서 팔꿈치를 구부린다 호흡을 변경한다 벽에 등을 대고 연습하다
Teaching Tip	균등한 리듬, 옆으로 구부려서 멈추고, 숨을 내쉬며 기다린다 양쪽 힙으로부터 길게 뽑아 올린다 팔은 머리를 감싸 안으며 귀 옆에 둔다 몸이 앞이나 뒤로 숙여지지 않도록 한다
Imge cug	옆구리 옷이 구겨지지 않는다고 상상한다 정수리에 실을 매달아 누군가 잡아 당겨 척추가 길어진다고 상상한다
Spotting	힙을 고정시켜주고 손목을 잡아 당겨 좀 더 깊은 스트레치를 돕는다 등 뒤에 서서 벽을 만들어 준다
주의사항	무릎에서의 불편함이 느껴지는 다리를 편안하게 하고 진행한다
타겟머슬	척추 기립 척추기립근 (Erector spinae) 다열근 (Multifidus) 척추 측굴 외/내복사근 (external/internal oblique) 요방형근 (quadratus lumborum) 광배근 (latissimus dorsi) 척추기립근 (Erector spinae)

MERMAID STRETCH

동작

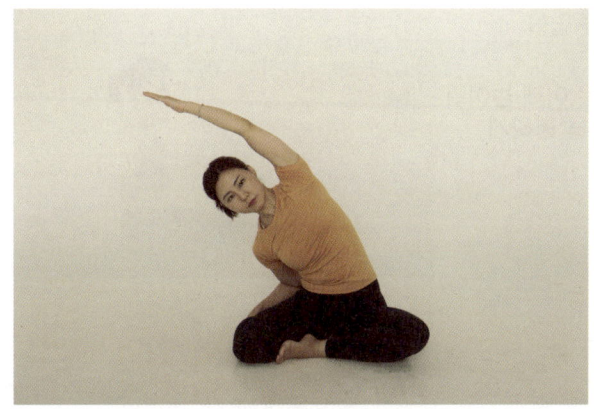

내쉬면서 아래쪽 팔이 있는 방향으로 어깨를 안정화하며 몸통을 측굴한다

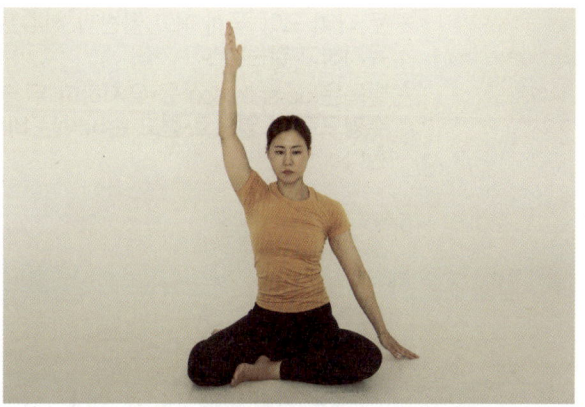

마시면서 시작 자세로 돌아와 손의 위치를 반대로 바꾼다

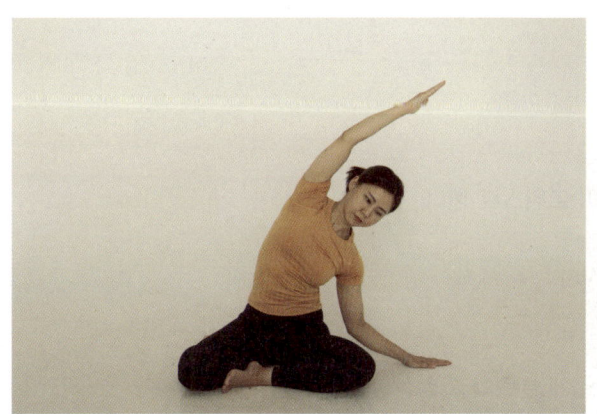

내쉬면서 반대쪽으로 몸통을 측굴한다

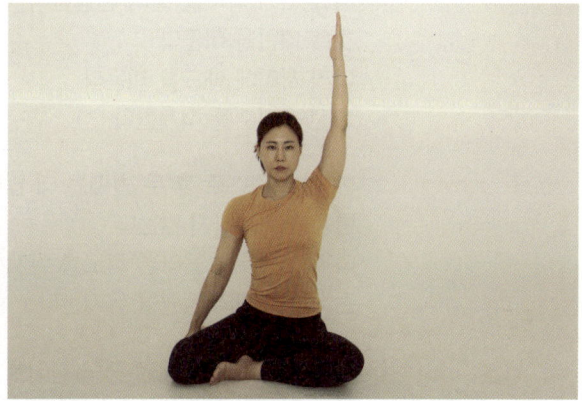

마시면서 척추를 분절하여 바르게 세워 시작 자세로 돌아온다

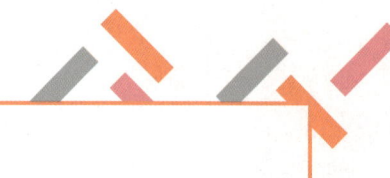

SPINE TWIST

목표	척추의 회전움직임을 통한 복부코어 강화 흉곽과 골반의 연결성을 인지시킨다
Set up	- 두 다리 모아 곧게 펴고 골반과 척추는 중립을 유지하고 앉는다 - 발목은 dorsi flexion 을 유지하며 두 팔은 어깨 높이와 수평으로 양 옆으로 뻗고 손바닥은 바닥을 향하게 한다
Rep	5rep
난이도	하

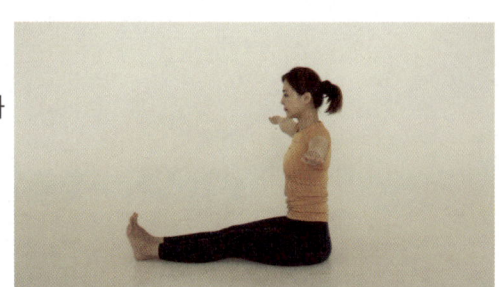

Modification +Variation	팔을 가슴 앞에 지니암 한다 머리 뒤에서 손을 서로 포개어 실행한다 무릎을 구부려 진행한다 어깨 위에 막대를 올려 진행한다 호흡 패턴을 바꾼다 다리 사이에 패드를 끼운다 회전의 개수를 적게한다
Teaching Tip	한 번 트위스트 후 두 번째는 더 많이 트위스트 한다 반동을 이용하지 않는다 다리와 몸통의 올바른 각도를 유지한다 손끝과 어깨의 정렬을 유지한다
Imge cug	수건을 돌려 짜면서 수건의 길이를 길게 늘린다고 상상한다
Spotting	손을 흉곽의 양쪽에 올리고 트위스트를 돕는다 힙이 돌아가지 않도록 뒤꿈치를 밀어준다
주의사항	Lower back 문제, 디스크 문제를 주의한다
타겟머슬	척추 기립 척추기립근 (Erector spinae) 다열근 (Multifidus) 척추 회전 외/내복사근 (external/internal oblique) 다열근 (multifidus)

SITTING 03

SPINE TWIST

동작

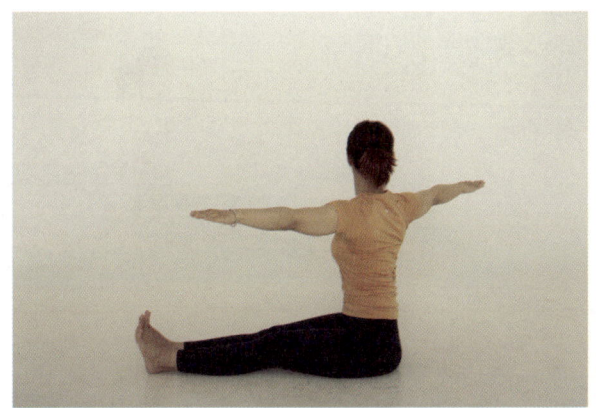

내쉬면서 호흡을 3번을 내쉬면서 척추를 회전한다
내쉬는 호흡마다 회전하고 정지하여 조금씩 척추의 회전을 늘려준다

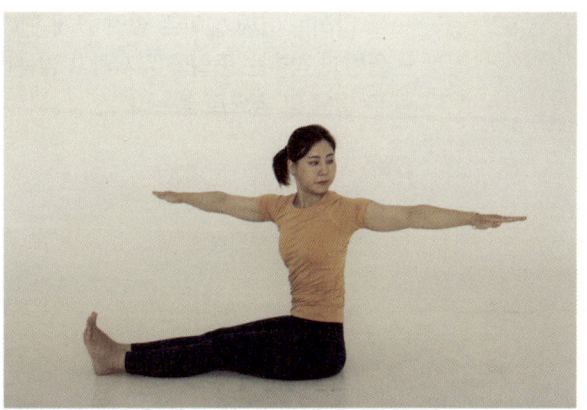

마시면서 척추를 길게 세우며 정면으로 돌아온다

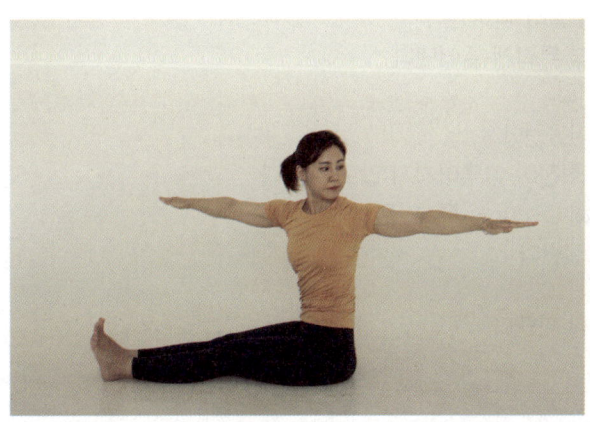

내쉬면서 반대 방향도 실시한다

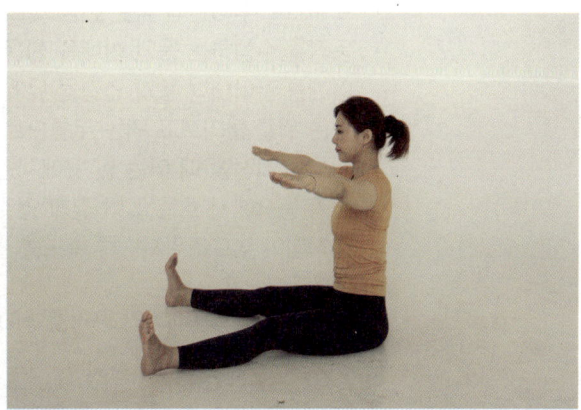

마시면서 척추를 길게 세우며 시작 자세로 돌아온다

SITTING 04

SAW

목표	복부코어를 사용하여 척추의 조절을 통한 다양한 움직임을 인지한다
Set up	- 두 다리는 어깨 넓이로 벌려 곧게 편다 - 골반과 척추는 중립을 유지하고 앉는다 - 두 팔은 양 옆으로 뻗는다
Rep	5rep
난이도	중

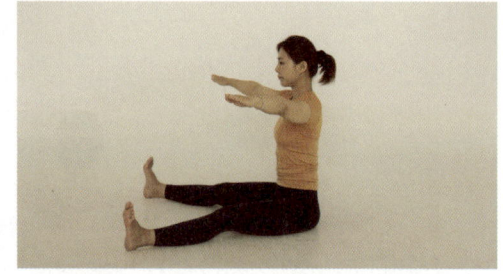

Modification +Variation	무릎을 살짝 구부린다 박스, 배럴 위에 앉아서 진행한다 Standing으로 진행한다 팔을 생략한다
Teaching Tip	트위스트 후 3번의 작은 진동으로 더 멀리 뻗어낸다 동작을 수행하는 동안 반대쪽 힙은 더 무겁게 눌러낸다 어깨를 끌어내려 등과 연결을 유지한다 눈은 뒤를 돌아보고 귀는 무릎으로 기울인다 척추를 회전할 때 어는 한 곳에서만 회전이 이루어지지 않도록 한다 굴곡 동작에서 호흡을 더 깊게 연결해 C-curve 를 만든다 움직임이 부드러워지도록 속도를 조절한다
Imge cug	젖은 수건 짜듯이 폐의 공기를 최대한 짜낸다 척추가 태풍이라고 상상한다
Spotting	팔을 뒤로 뻗을때 더 멀리 뻗을 수 있도록 도와준다 반대 쪽 힙과 다리가 강하게 고정될 수 있도록 돕는다 늑골을 가이드 한다
주의사항	어깨에 문제가 있는 사람들은 팔을 낮게 한다 필요한 경우 팔의 동작을 생략한다
타겟머슬	척추 기립 척추기립근 (Erector spinae) 다열근 (Multifidus) 척추 굴곡 경추 심부 굴곡근 (deep neck flexors) 사각근/흉쇄유돌근 (scalenus, sternocleidomastoid) 복직근 (rectus abdominis) 외/내복사근 (external/internal oblique) 복횡근 (transverse abdominis)	척추 회전 외/내복사근 (external/internal oblique) 다열근 (multifidus)

SAW

동작

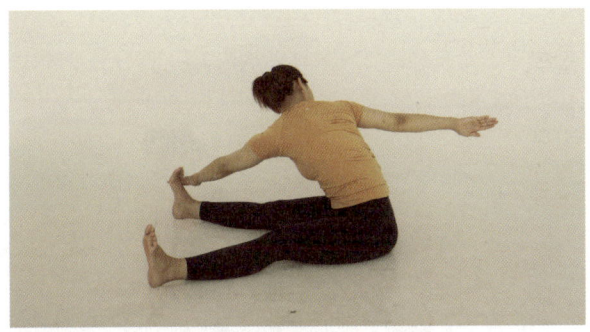

내쉬면서 골반의 중립을 유지하며 척추를 회전하여 손끝을 반대쪽 새끼발가락을 향해 굴곡한다 뒤로 뻗은 팔은 내회전하여 손바닥이 천장을 향하게 한다

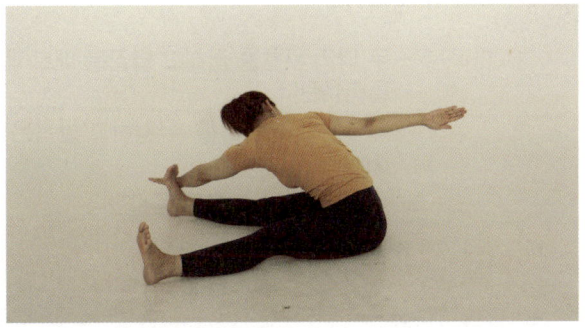

내쉬면서 3번의 호흡을 끊으며 복부를 scooping 하여 손끝으로 톱질하듯 찌른다

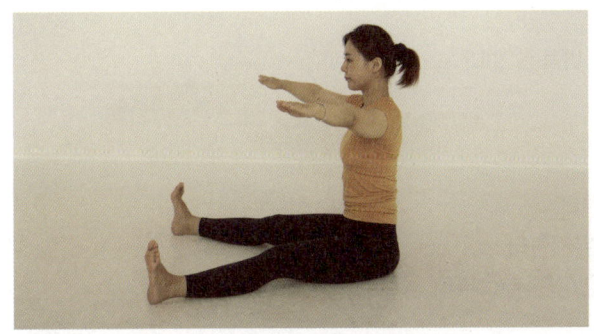

마시면서 요추부터 분절하여 척추를 중립으로 세우고 동시에 뒤쪽 팔은 외회전하여 손바닥이 바닥을 향하게 한다

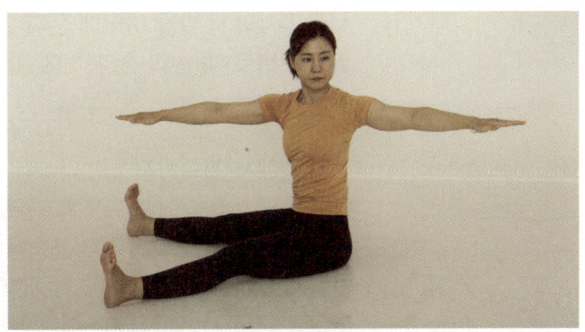

마시면서 골반의 중립을 유지하며 반대 방향으로 척추를 회전한다

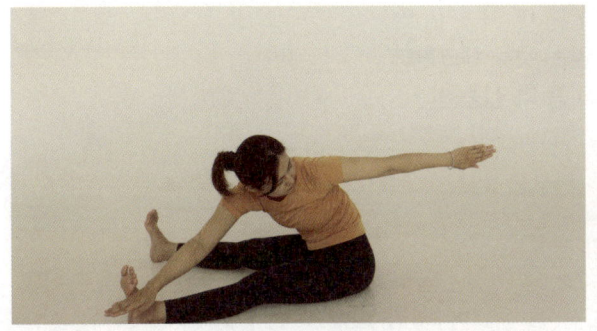

내쉬면서 골반의 중립을 유지하며 척추를 회전하여 손끝을 반대쪽 새끼발가락을 향해 굴곡한다
뒤로 뻗은 팔은 내회전하여 손바닥이 천장을 향하게 한다

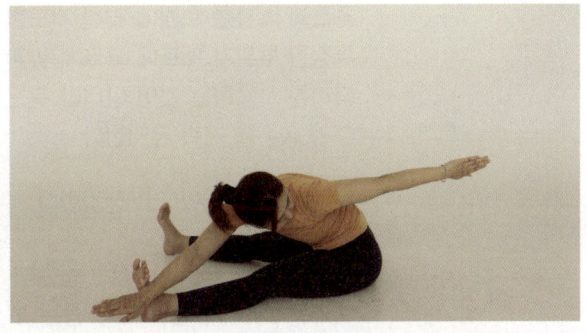

내쉬면서 3번의 호흡을 끊으며 복부를 scooping 하여 손끝으로 톱질하듯 찌른다

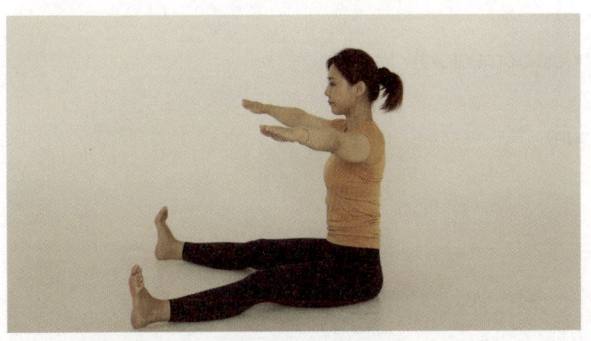

마시면서 요추부터 분절하여 척추를 중립으로 세우고 동시에 뒤쪽 팔은 외회전하여 손바닥이 바닥을 향하게 한다

ROLLING LIKE A BALL

목표	척추의 압점을 자극하여 척추 마사지 효과와 복근의 등척성 수축으로 c-curve의 유지하여 지구력을 향상시킨다
Set up	- 두 다리 무릎을 굽히고 발끝은 매트에서 살짝 들어올린다 - 척추는 c-curve 를 유지하고 발목은 plantar flexion한다 - 두 손은 발목을 잡고 유지한다
Rep	10rep
난이도	상

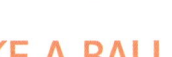

Modification +Variation	발목 대신 허벅지 뒤쪽 을 잡아 허벅지와 복부 사이의 거리를 증가 시킨다 시작 자세에서 발을 바닥에 둔다 팔을 똑바로 펴 손과 손 사이에 파워써클을 낀다 손목을 크로스 한다
Teaching Tip	첫 수업에서 가르치지 않는다 발목을 당겨 바닥에서 뜨도록 가르친다 Come up에 액센트를 두고 균형을 유지한다 먼저 Lower back으로 구르기 시작한다(흉추로부터 움직여서는 안 된다) 머리를 무릎 사이에 유지한다 머리가 매트에 닿지 않도록 curve 를 어깨까지만 구른다 무릎의 위치나 발끝의 위치는 변함이 없어야 한다 호흡과 박자를 회원에 맞춰 지도한다 특정한 부위가 매트에 고르게 닿지 않는 것을 체크한다 다리를 사용하는 것이 아니라 복근에 좀 더 집중한다 C-curve 를 계속 유지한다
Imge cug	하나의 공이 되었다고 생각한다
Spotting	Come up 할 때 발을 잡고 돕는다 Upper back 에 손을 대고 돕는다
주의사항	디스크, 눈에 문제가 있는 사람, 측만증, 골다공증이 있는 사람은 금한다
타겟머슬	경추 심부 굴곡근 (deep neck flexors) 사각근/흉쇄유돌근 (scalenus, sternocleidomastoid) 복직근 (rectus abdominis) 외/내복사근 (external/internal oblique) 복횡근 (transverse abdominis)

SITTING 05

ROLLING LIKE A BALL

동작

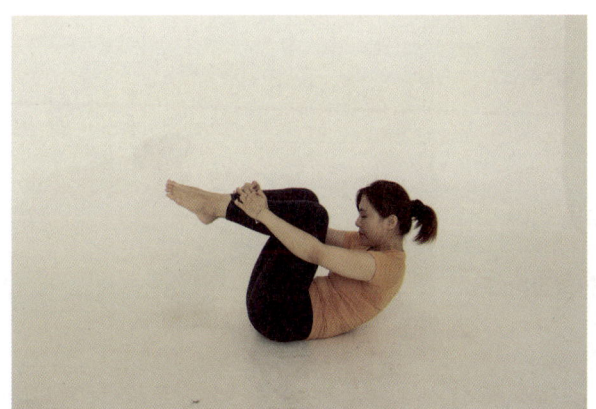

마시면서 척추의 C-curve를 유지하면서 뒤로 구른다
머리는 매트에 닿지 않는다

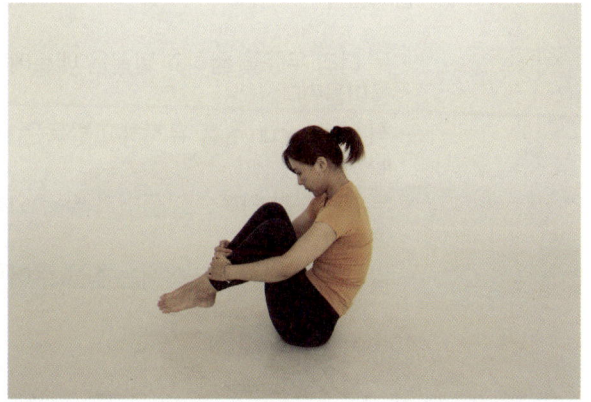

내쉬면서 다리와 몸통의 간격을 유지하면서 복근의 수축을
통해 시작 자세로 돌아온다

SITTING 06

SEAL

목표	척추의 압점을 자극하여 척추 마사지 효과와 복근의 등척성 수축으로 c-curve의 유지하여 지구력을 향상시킨다
Set up	- 두 다리 무릎을 굽히고 발끝은 매트에서 살짝 들어올린다 - 척추는 c-curve 를 유지하고 발목은 plantar flexion한다 - 두손은 다리 안쪽으로 들어가 발목 외측을 잡아 준비한다 - 팔과 다리는 서로 밀어내는 힘을 주어 안정화한다
Rep	10rep
난이도	상

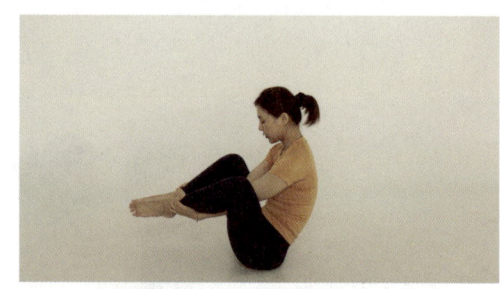

Modification +Variation	자세를 유지하고 구르지 않고 박수만 친다 허벅지 뒤를 잡는다 박수를 생략한다
Teaching Tip	첫 시간에는 하지 않는다 턱을 가슴으로 당기고 척추를 길고 둥글게 유지한다 꼬리뼈부터 정수리까지 척추가 부드럽고 균등한 커브가 되도록 한다 견갑골과 늑골간의 단단한 연결을 유지한다 팔과 다리의 움직임에 저항을 만든다 발목이 아닌 힙으로부터 박수를 친다 한쪽으로 기울어지지 않게 한다 다리를 잡아당겨 올라오지 않는다 동작의 속도를 조절해 주어야 한다(너무 느리면 올라오지 못함) 구르고 난 뒤에 중심을 잡도록 유도한다 다리의 반동이 아니라 복부를 먼저 사용한다 경추까지 구르는 것이 아니라 흉추 위쪽까지만 굴러야 한다
Imge cug	흔들의자라고 상상한다 물개라고 상상한다
Spotting	필요할 경우 옆에서 마지막까지 균형을 유지하도록 돕는다
주의사항	디스크, 눈에 문제가 있는 사람, 측만증, 골다공증이 있는 사람은 금한다
타겟머슬	경추 심부 굴곡근 (deep neck flexors) 사각근/흉쇄유돌근 (scalenus, sternocleidomastoid) 복직근 (rectus abdominis) 외/내복사근 (external/internal oblique) 복횡근 (transverse abdominis)

SITTING 06

SEAL

동작

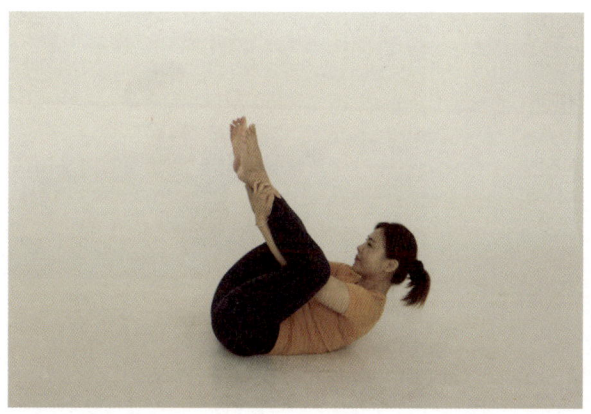

마시면서 척추의 C-curve 를 유지하면서 뒤로 구른다
머리는 매트에 닿지 않는다 뒤로 구르며 중심을 잡으면서 발바닥으로 3번 박수친다

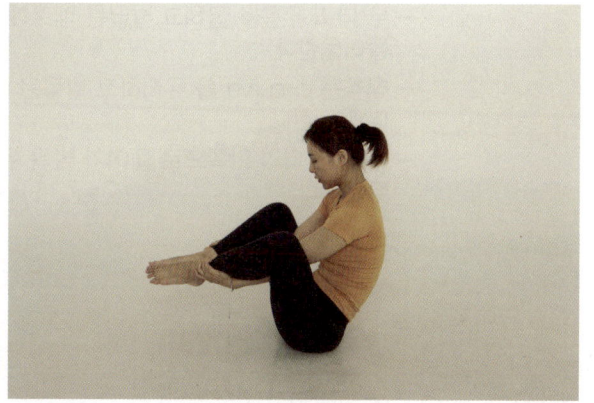

내쉬면서 C-curve 를 유지하면서 복근의 수축을 통해 시작 자세로 돌아온다
복부를 수축하며 동시에 다시 3번 박수친다

OPEN LEG LOCKER PREP

목표	복부 코어의 강화를 통해 밸런스와 조절력을 강화시킨다
Set up	– 두 다리 무릎을 굽히고 발끝은 매트에서 살짝 들어올린다 – 척추는 c-curve 를 유지하고 발목은 plantar flexion 한다 – 두 손은 다리 안쪽으로 들어가 발목 위를 잡고 유지한다
Rep	10rep
난이도	상

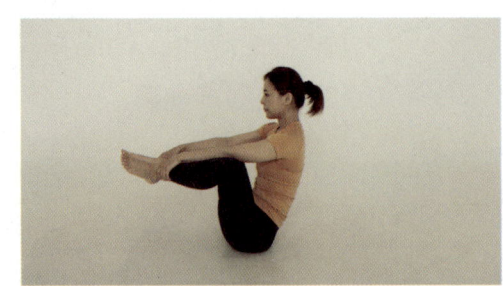

Modification +Variation	한 다리씩 교차하며 들어 올린다 발목이 힘들면 허벅지 뒤를 잡는다 무릎을 구부린다 동시에 두 다리를 뻗는다 발가락 끝을 잡는다 Dorsi Flexion을 한다
Teaching Tip	다리를 곧게 펴려고 노력하기 보다 몸통의 위치와 C-curve 에 집중한다 리듬을 제어하여 부드럽게 균등하게 유지한다 늑골을 힙으로부터 들어 올린다 다리를 과하게 벌리지 않는다 깊은 C-curve 를 유지하고 가슴은 활짝 편다
Imge cug	내 다이아몬드 목걸이가 태양빛을 잘 받도록 한다
Spotting	발목을 잡아 어시스트 한다
주의사항	디스크, 눈에 문제가 있는 사람, 측만증, 골다공증이 있는 사람은 금한다
타겟머슬	척추 기립 척추기립근 (Erector spinae) 다열근 (Multifidus) 슬관절 신전 외측광근 (Vastus lateralis) 중간광근 (Vastus intermedius) 내측광근 (Vastus medialis) 대퇴직근 (Rectus femoris) 대퇴근막장근 (Tensor Fascia Latae)

OPEN LEG LOCKER PREP

동작

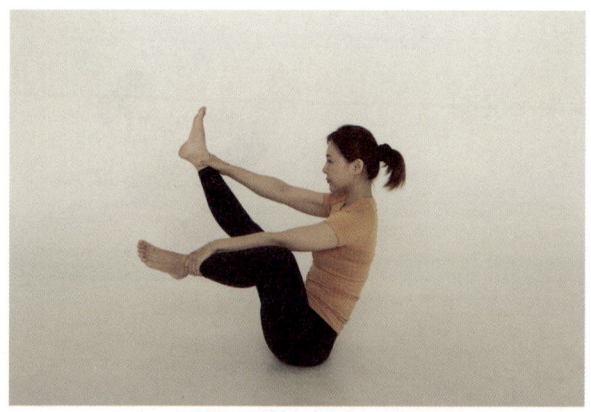

내쉬면서 한 다리를 곧게 사선 앞으로 길게 뻗는다 (5초유지)

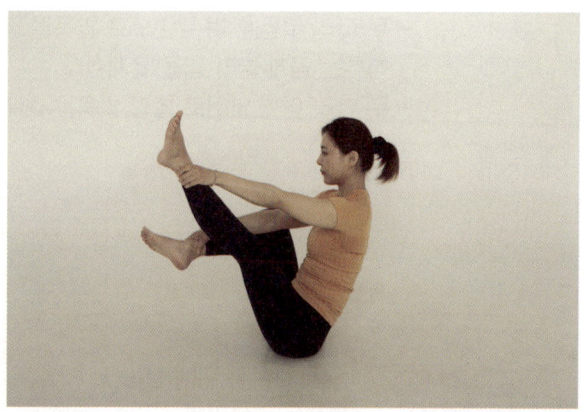

내쉬면서 반대 다리를 곧게 사선 앞으로 길게 뻗어 반복한다 (5초유지)

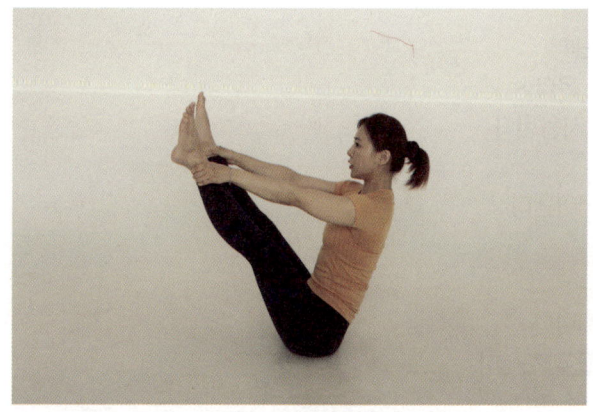

마시면서 돌아와, 두 다리를 길게 뻗어고 유지한다 (10초 유지)

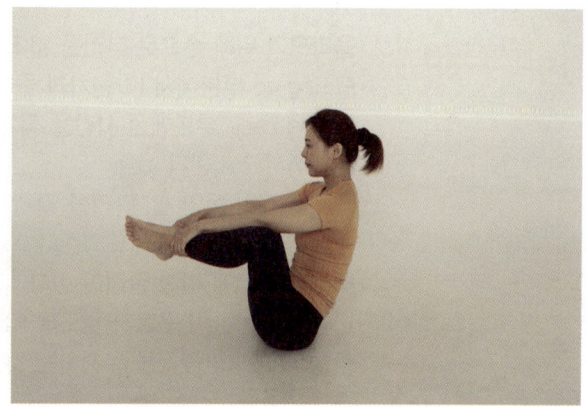

마시면서 제자리로 돌아온다

SITTING 08

OPEN LEG LOCKER

목표	복부 코어의 강화를 통해 밸런스와 조절력을 강화시킨다
Set up	– 두 다리 무릎을 펴 두손으로 발목을 잡는다 – 척추는 곧게 늘려 힘을 유지한다 – 두 다리 어깨 넓이로 벌려 발목은 plantar flexion한다
Rep	5rep
난이도	상

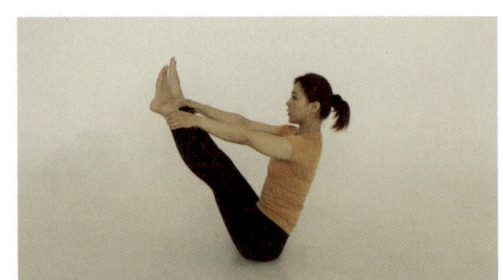

Modification +Variation	손을 허벅지 뒤에 잡는다 무릎을 구부린다 다리를 모으고 발목을 잡는다 다리를 모으고 엄지발가락을 잡는다
Teaching Tip	올라오기 위해 손으로 다리를 밀어 낸다 Rolling up 부분에서 더 힘차게 올라 온다 Rolling back 부분에선 시간을 적게 사용한다 어깨까지 Roll 한다 전체 움직임 동안 팔, 다리를 길게 뻗어낸다 앞에서 발을 잡아주고 도와준다 척추의 중심에 따라 굴러야 한다 반동을 사용하여 구르지 않도록 지시한다 몸통과 다리의 간격을 유지하는 것을 강조한다
Imge cug	오뚜기가 왔다갔다하는 상상을 한다
Spotting	머리는 매트에 닿지 않는다 눈, 디스크 문제가 있는 경우 금지한다
주의사항	디스크, 눈에 문제가 있는 사람, 측만증, 골다공증이 있는 사람은 금한다
타겟머슬	척추 기립 척추기립근 (Erector spinae) 다열근 (Multifidus) 슬관절 신전 외측광근 (Vastus lateralis) 중간광근 (Vastus intermedius) 내측광근 (Vastus medialis) 대퇴직근 (Rectus femoris) 대퇴근막장근 (Tensor Fascia Latae)	roll back 경추 심부 굴곡근 (deep neck flexors) 사각근/흉쇄유돌근 (scalenus, sternocleidomastoid) 복직근 (rectus abdominis) 외/내복사근 (external/internal oblique) 복횡근 (transverse abdominis)

OPEN LEG LOCKER

동작

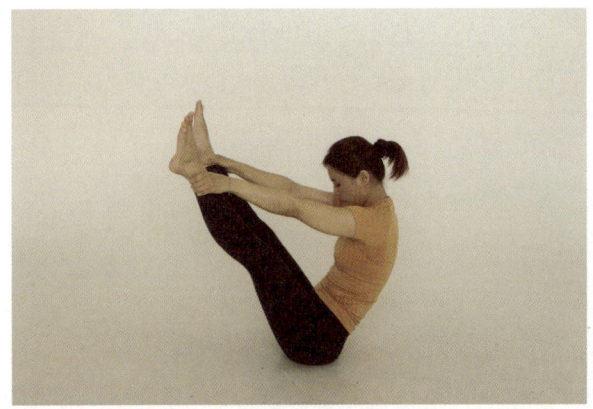

내쉬면서 골반부터 분절하여 척추를 굴곡하여 C-curve 를 만든다

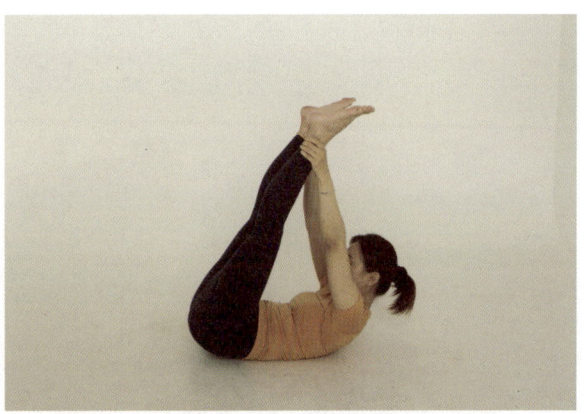

내쉬면서 빠르게 척추의 굴곡을 유지하며 뒤로 구른다

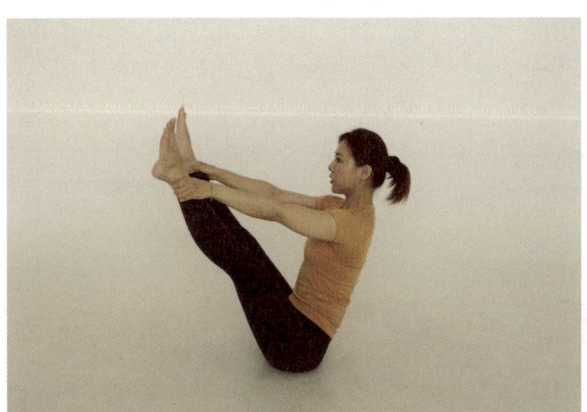

마시면서 복부의 힘으로 앞으로 구르며 시작 자세로 돌아간다
다리와 상체는 구부러짐 없이 v자 모양을 만든다

05
SIDE LYING

FRONT&BACK
UP&DOWN
CIRCLES
PASSE
BICYCLE
INNER THIGH LIFT&CIRCLE
ONE ARM PLANK

SIDE LYING 01

FRONT & BACK

목표	복부 코어의 강화를 통해 밸런스와 조절력을 강화시킨다
Set up	– 골반과 척추를 중립으로 유지하고, 몸통과 다리를 일직선으로 정렬하여 옆으로 눕는다 – 머리는 척추의 중립을 유지할 수 있도록 패드나 수건으로 지지한다 (패드나 수건이 없다면 아래쪽 팔을 굽혀 지지한다)
Rep	5rep
난이도	하

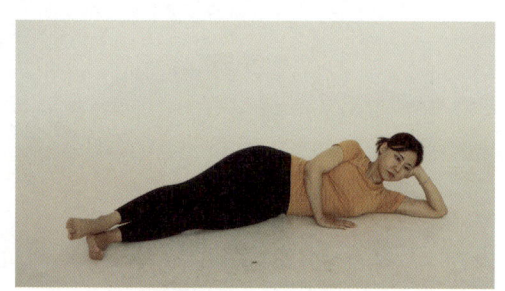

Modification +Variation	팔을 뻗어 머리를 내려 놓는다 Plantar Flexion으로 뒤로 보낸다 팔꿈치로 몸을 지지한다 바닥 쪽 다리를 구부린다
Teaching Tip	다리의 범위 보다는 파워하우스에 더 집중한다 다리의 높이를 유지한다 첫번째 킥에 액센트를 준다 가볍고 빠른 템포로 한다 골반을 움직이지 않게 유지한다 힙 위에 힙, 어깨 위에 어깨를 유지한다 가슴이 앞으로 떨어지지 않도록 하고, 엉덩이가 뒤로 빠지지 않도록 한다 킥을 할 때 다리가 힙과 동일 선상에 있도록 한다
Imge cug	정수리와 꼬리뼈가 서로 멀리 길어지도록 유지한다 등뒤에 벽이 있다고 상상한다
Spotting	골반 앞과 골반 뒤를 다리로 조여준다 뒤에서 몸통을 지지한다
주의사항	인공 고관절 수술을 한 경우 주의한다
타겟머슬	고관절 외전근 중둔근 (Gluteus medius) 소둔근 (Gluteus minimus) 장요근 (Iliopsoas) 대퇴근막장근 (Tensor Fascia Latae) 봉공근 (Sartorius) 고관절 굴곡근 장요근 (Iliopsoas) 치골근 (Pectineus) 대퇴근막장근 (Tensor Fascia Latae) 단내전근 (Adductor brevis)	장내전근 (Adductor longus) 대내전근 (Adductor magnus) 대퇴직근 (Rectus femoris) 봉공근 (Sartorius) 슬관절 신전근 외측광근 (Vastus lateralis) 중간광근 (Vastus intermedius) 내측광근 (Vastus medialis) 대퇴직근 (Rectus femoris) 대퇴근막장근 (Tensor Fascia Latae)

SIDE LYING
01

FRONT&BACK

동작

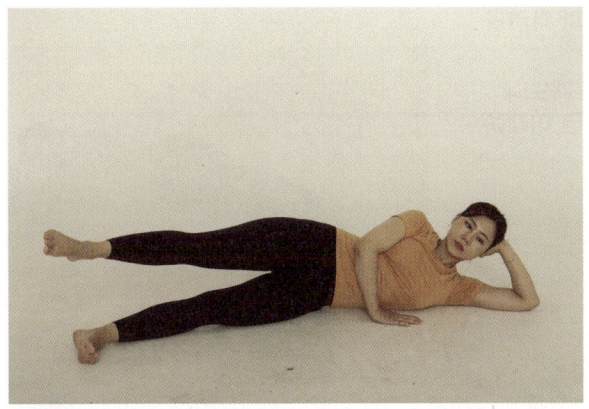

내쉬면서 위쪽 다리의 발을 plantar flexion 하며 골반 높이로 들어올린다

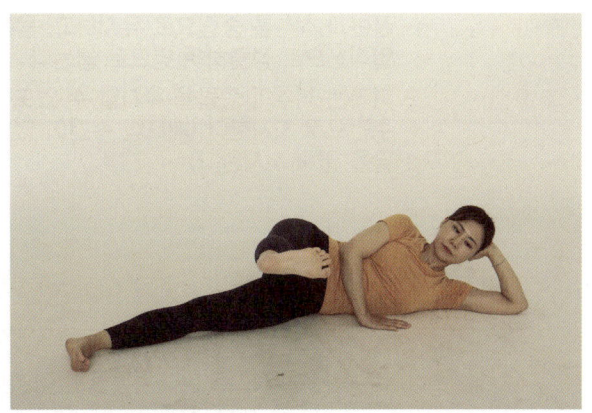

마시면서 들어올린 다리의 발을 dorsi flexion 으로 수평을 유지하며 앞으로 올린다

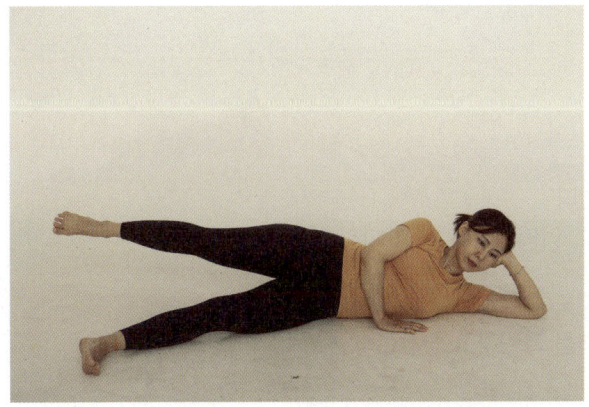

내쉬면서 plantar flexion 으로 수평을 유지하며 뒤로 뻗는다

SIDE LYING
02

UP&DOWN

목표	복부 코어의 강화를 통해 밸런스와 조절력을 강화시킨다
Set up	– 골반과 척추를 중립으로 유지하고, 몸통과 다리를 일직선으로 정렬하여 옆으로 눕는다 – 머리는 척추의 중립을 유지할 수 있도록 패드나 수건으로 지지한다 (패드나 수건이 없다면 아래쪽 팔을 굽혀 지지한다)
Rep	5rep
난이도	하

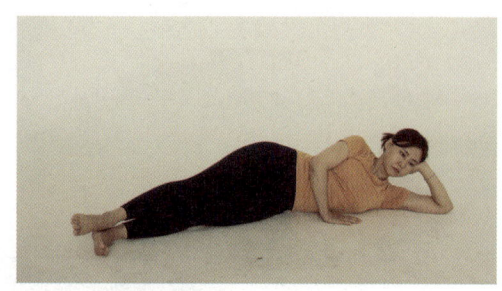

Modification +Variation	작은 동작으로 한다 / 팔을 뻗어 머리를 내려 놓는다 팔꿈치로 몸을 지지한다 / 바닥 쪽 다리를 구부린다
Teaching Tip	다리의 범위 보다는 파워하우스에 더 집중한다 강하고 빠른 Up, 천천히 길게 내린다 다리가 어깨를 겨냥하도록 한다 다리가 힙으로부터 회전한다 뒷꿈치에서 뒷꿈치로 오도록 한다 골반을 움직이지 않게 유지한다 힙 위에 힙, 어깨 위에 어깨를 유지한다 가슴이 앞으로 떨어지지 않도록 하고, 엉덩이가 뒤로 빠지지 않도록 한다
Imge cug	정수리와 꼬리뼈가 서로 멀리 길어지도록 유지한다 등 뒤에 벽이 있다고 상상한다무지개를 그린다고 상상한다
Spotting	뒤에서 몸통을 지지한다 다리를 내릴 때 길게 당긴다
주의사항	인공 고관절 수술을 한 경우 주의한다

타겟머슬		
	고관절 외전근 중둔근 (Gluteus medius) 소둔근 (Gluteus minimus) 장요근 (Iliopsoas) 대퇴근막장근 (Tensor Fascia Latae) 봉공근 (Sartorius)	슬관절 신전근 외측광근 (Vastus lateralis) 중간광근 (Vastus intermedius) 내측광근 (Vastus medialis) 대퇴직근 (Rectus femoris) 대퇴근막장근 (Tensor Fascia Latae)
	고관절 굴곡근 장요근 (Iliopsoas) 치골근 (Pectineus) 대퇴근막장근 (Tensor Fascia Latae) 단내전근 (Adductor brevis) 장내전근 (Adductor longus) 대내전근 (Adductor magnus) 대퇴직근 (Rectus femoris) 봉공근 (Sartorius)	고관절 내전근 단내전근 (Adductor brevis) 장내전근 (Adductor longus) 대내전근 (Adductor magnus) 박근 (Gracilis) 치골근 (Pectineus)

SIDE LYING
02

UP&DOWN

동작

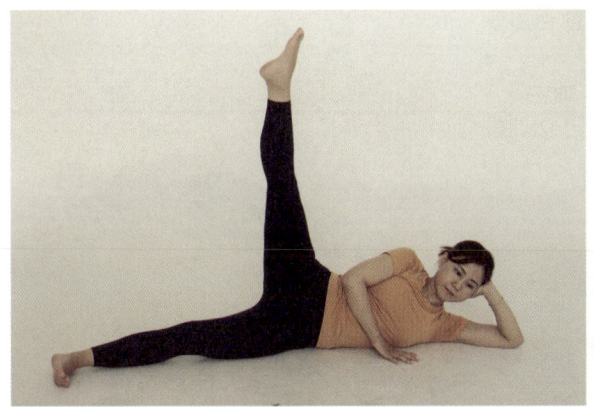
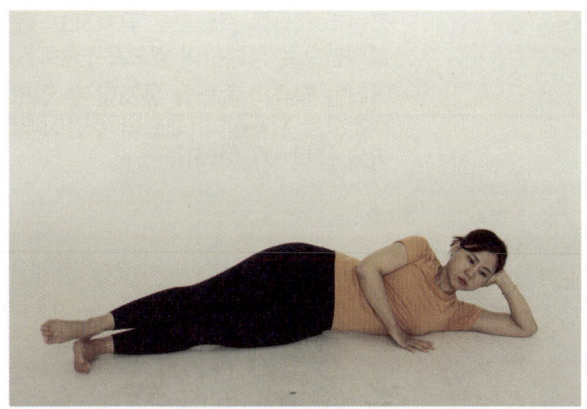

내쉬면서 발끝을 길게 뻗어내 골반과 척추의 중립을 유지하며 발을 천장으로 차올린다

마시면서 시작자세로 돌아온다

SIDE LYING 03

CIRCLES

목표	복부 코어의 강화를 통해 밸런스와 조절력을 강화시킨다
Set up	– 골반과 척추를 중립으로 유지하고, 몸통과 다리를 일직선으로 정렬하여 옆으로 눕는다 – 머리는 척추의 중립을 유지할 수 있도록 패드나 수건으로 지지한다 (패드나 수건이 없다면 아래쪽 팔을 굽혀 지지한다)
Rep	5rep
난이도	하

Modification +Variation	작은 동작으로 한다 팔을 뻗어 머리를 내려 놓는다 파워써클에 두 다리를 끼우고 아래 다리로 눌러 움직이지 않게 한 뒤, 위쪽 다리를 파워써클을 따라 그린다 팔꿈치로 몸을 지지한다 바닥 쪽 다리를 구부린다
Teaching Tip	다리의 범위 보다는 파워하우스의 더 집중한다 다리가 힙으로부터 회전한다 뒷꿈치에서 뒷꿈치로 오도록 한다 골반을 움직이지 않게 유지한다 힙 위에 힙, 어깨 위에 어깨를 유지한다 가슴이 앞으로 떨어지지 않도록 하고, 엉덩이가 뒤로 빠지지 않도록 한다 빠르고 작은 서클을 그린다 전체 다리로 서클을 그린다
Imge cug	정수리와 꼬리뼈가 서로 멀리 길어지도록 유지한다 등 뒤에 벽이 있다고 상상한다 매 서클 때마다 무릎에 키스한다 성냥을 그어서 켠다 라는 상상을 한다
Spotting	뒤에서 몸통을 지지한다 발을 잡고 더 길어지게 부드럽게 당긴다
주의사항	인공 고관절 수술을 한 경우 주의한다
타겟머슬	고관절 외전근 중둔근 (Gluteus medius) 소둔근 (Gluteus minimus) 장요근 (Iliopsoas) 대퇴근막장근 (Tensor Fascia Latae) 봉공근 (Sartorius) 슬관절 신전근 외측광근 (Vastus lateralis) 중간광근 (Vastus intermedius) 내측광근 (Vastus medialis)	대퇴직근 (Rectus femoris) 대퇴근막장근 (Tensor Fascia Latae) 고관절 굴곡근 장요근 (Iliopsoas) 치골근 (Pectineus) 대퇴근막장근 (Tensor Fascia Latae) 단내전근 (Adductor brevis) 장내전근 (Adductor longus) 대내전근 (Adductor magnus) 대퇴직근 (Rectus femoris) 봉공근 (Sartorius)

SIDE LYING
03

CIRCLES

동작

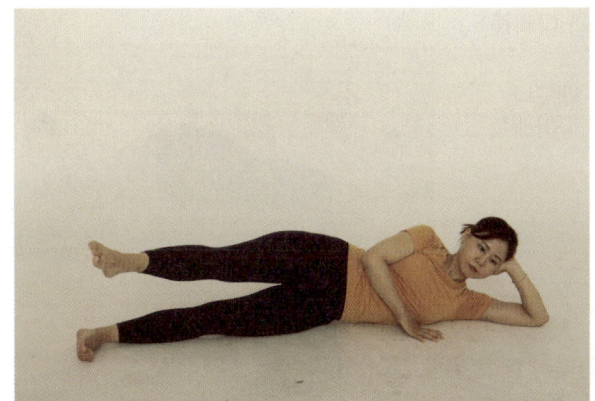

마시면서 위쪽 다리의 발을 골반 높이로 들어올린다

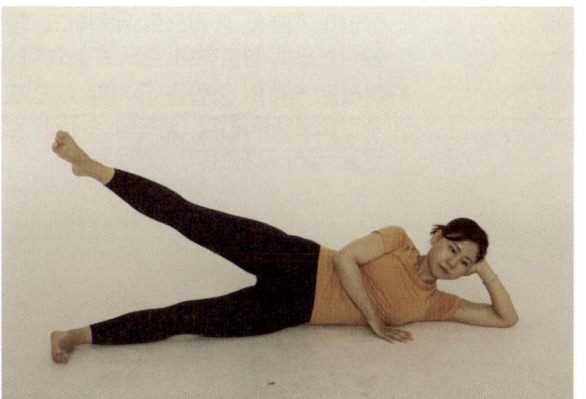

내쉬면서 내쉬는 숨에 발끝으로 작은 원을 5회 그린다

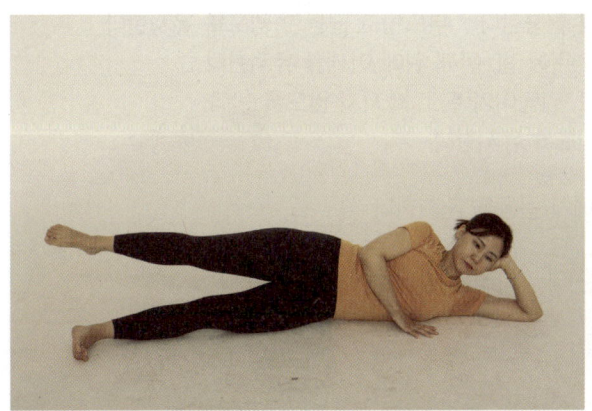

계속 내쉬면서 이어서 원을 그린다

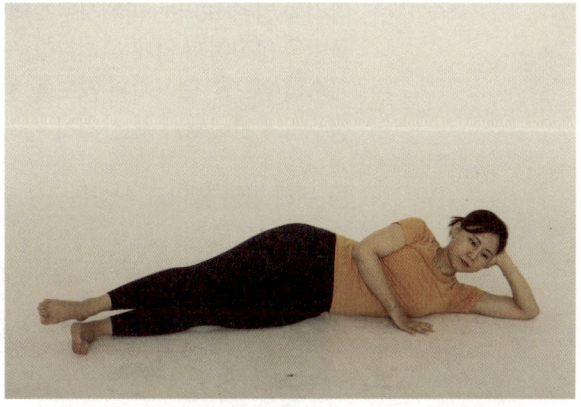

마시면서 시작자세로 돌아온다 (반대로도 5회 진행한다)

PASSE

목표	복부 코어의 강화를 통해 밸런스와 조절력을 강화시킨다
Set up	– 골반과 척추를 중립으로 유지하고, 몸통과 다리를 일직선으로 정렬하여 옆으로 눕는다 – 머리는 척추의 중립을 유지할 수 있도록 패드나 수건으로 지지한다 (패드나 수건이 없다면 아래쪽 팔을 굽혀 지지한다)
Rep	5rep 난이도 중

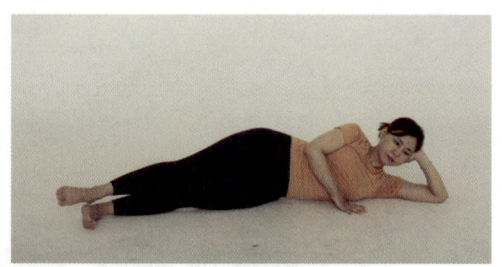

Modification +Variation	모션의 범위를 작게 한다 / 다리가 아니라 매트 위를 끌어 허벅지 안쪽까지 오도록 한다 / 바닥의 둔 손을 머리 뒤로 보낸다 다리를 끌어 내릴 때는 Plantar Flexion, 다리를 쓸어 올릴 때는 Dorsi Flexion을 한다
Teaching Tip	다리의 범위 보다는 파워하우스의 더 집중한다 / 부드럽고 균등한 템포를 유지한다 골반을 움직이지 않게 유지한다 / 힙 위에 힙, 어깨 위에 어깨를 유지한다 가슴이 앞으로 떨어지지 않도록 하고, 엉덩이가 뒤로 빠지지 않도록 한다 정수리와 꼬리뼈가 서로 멀리 길어지도록 유지한다
Imge cug	등 뒤에 벽이 있다고 상상한다 / 뒤에서 몸통을 지지한다
Spotting	발을 잡고 더 길어지게 부드럽게 당긴다 / 다리의 방향을 가이드 해준다
주의사항	인공 고관절 수술을 한 경우 주의한다
타겟머슬	**고관절 외회전근** 이상근 (Piriformis) 상쌍자근 (Gemellus superior) 내폐쇄근 (Obturator internus) 하쌍자근 (Gemellus inferior) 외폐쇄근 (Obturator externus) 대퇴방형근 (Quadratus femoris) 대둔근 (Gluteus maximus) 장요근 (Iliopsoas) **고관절 굴곡근** 장요근 (Iliopsoas) 치골근 (Pectineus) 대퇴근막장근 (Tensor Fascia Latae) 단내전근 (Adductor brevis) 장내전근 (Adductor longus) 대내전근 (Adductor magnus) 대퇴직근 (Rectus femoris) 봉공근 (Sartorius) **고관절 외전근** 중둔근 (Gluteus medius)	소둔근 (Gluteus minimus) 장요근 (Iliopsoas) 대퇴근막장근 (Tensor Fascia Latae) 봉공근 (Sartorius) **슬관절 굴곡근** 대퇴이두근 (Biceps femoris) 반건양근 (Semitendinosus) 반막양근 (Semimembranosus) 봉공근 (Sartorius) 박근 (Gracilis) 비복근 (Gastrocnemius) 족척근 (Plantaris) 슬와근 (Popliteus) **슬관절 신전근** 외측광근 (Vastus lateralis) 중간광근 (Vastus intermedius) 내측광근 (Vastus medialis) 대퇴직근 (Rectus femoris) 대퇴근막장근 (Tensor Fascia Latae)

SIDE LYING 04

PASSE

동작

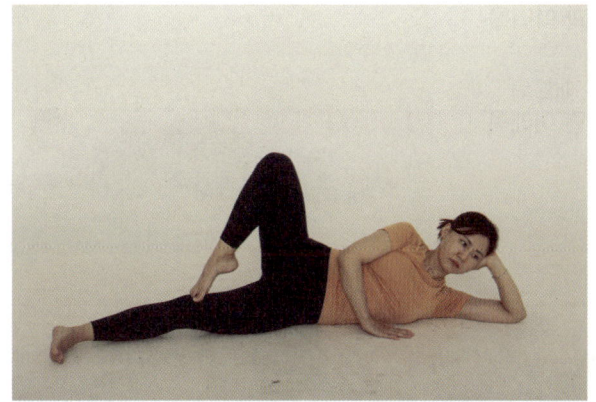

마시면서 위쪽 다리를 외회전하여 무릎이 천장을 향하게 한다

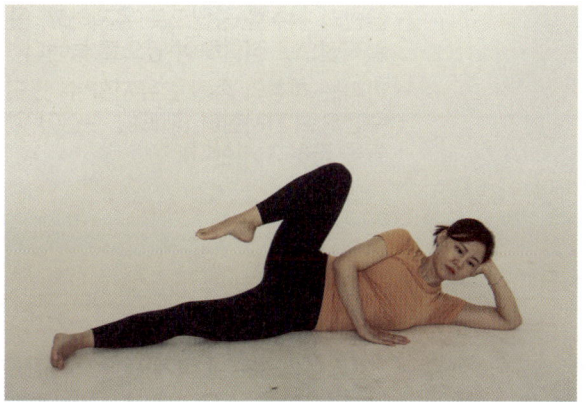

내쉬면서 무릎을 끌어올려 어깨 방향으로 당겨 준다

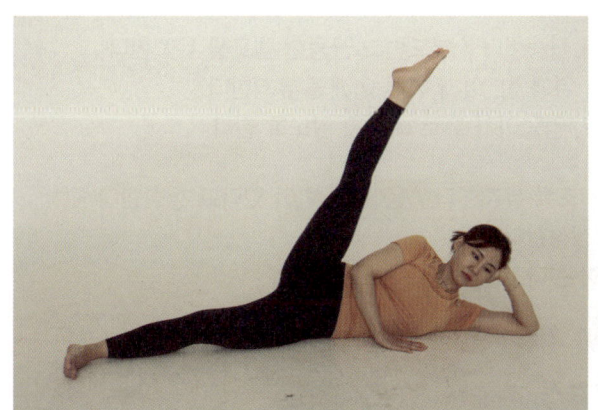

내쉬면서 무릎을 끌어올려 천장쪽으로 신전하여 멀리 뻗어준다

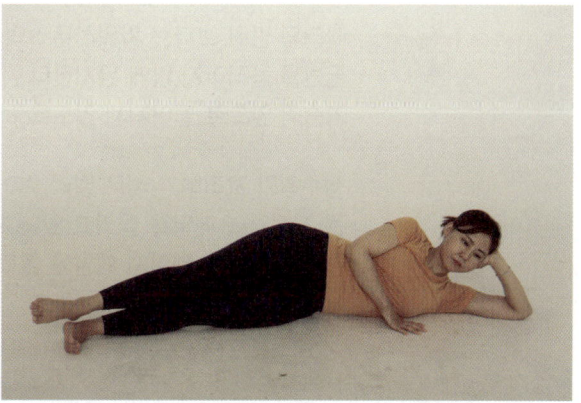

마시면서 다리를 길게 뻗어내며 시작자세로 돌아온다

SIDE LYING 05

BICYCLE

목표	복부 코어의 강화를 통해 밸런스와 조절력을 강화시킨다
Set up	– 골반과 척추를 중립으로 유지하고, 몸통과 다리를 일직선으로 정렬하여 옆으로 눕는다 – 머리는 척추의 중립을 유지할 수 있도록 패드나 수건으로 지지한다 (패드나 수건이 없다면 아래쪽 팔을 굽혀 지지한다)
Rep	5rep 난이도 중

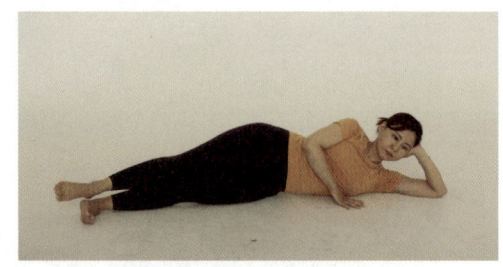

Modification +Variation
모션의 범위를 작게 한다 / 머리를 내려 놓는다
바닥의 둔 손을 머리 뒤로 보낸다 /
허벅지가 뒤에 있을 때 발목을 잡고 허벅지 앞쪽을 스트레치 한다
허벅지가 앞에 있을 때 허벅지 뒤쪽을 잡고 허벅지 뒤쪽을 스트레치 한다

Teaching Tip
다리의 범위 보다는 파워하우스의 더 집중한다 / 부드럽고 균등한 템포를 유지한다
골반을 움직이지 않게 유지한다 / 힙 위에 힙, 어깨 위에 어깨를 유지한다
가슴이 앞으로 떨어지지 않도록 하고, 엉덩이가 뒤로 빠지지 않도록 한다

Imge cug
정수리와 꼬리뼈가 서로 멀리 길어지도록 유지한다 / 등 뒤에 벽이 있다고 상상한다
큰 자전거의 페달을 돌리고 있다고 상상한다
강하게 누르고 뻗어서 페달을 돌려야 한다고 상상한다

Spotting
뒤에서 몸통을 지지한다

주의사항
인공 고관절 수술을 한 경우 주의한다

타겟머슬

고관절 외전근
중둔근 (Gluteus medius)
소둔근 (Gluteus minimus)/장요근 (Iliopsoas)
대퇴근막장근 (Tensor Fascia Latae)
봉공근 (Sartorius)

고관절 굴곡근
장요근 (Iliopsoas)/치골근 (Pectineus)
대퇴근막장근 (Tensor Fascia Latae)
단내전근 (Adductor brevis)
장내전근 (Adductor longus)
대내전근 (Adductor magnus)
대퇴직근 (Rectus femoris)
봉공근 (Sartorius)

슬관절 신전근
외측광근 (Vastus lateralis)
중간광근 (Vastus intermedius)

내측광근 (Vastus medialis)
대퇴직근 (Rectus femoris)
대퇴근막장근 (Tensor Fascia Latae)

슬관절 굴곡근
대퇴이두근 (Biceps femoris)
반건양근 (Semitendinosus)
반막양근 (Semimembranosus)
봉공근 (Sartorius)/박근 (Gracilis)
비복근 (Gastrocnemius)
족척근 (Plantaris)/슬와근 (Popliteus)

슬관절 신전근
외측광근 (Vastus lateralis)
중간광근 (Vastus intermedius)
내측광근 (Vastus medialis)
대퇴직근 (Rectus femoris)
대퇴근막장근 (Tensor Fascia Latae)

SIDE LYING
05

BICYCLE

동작

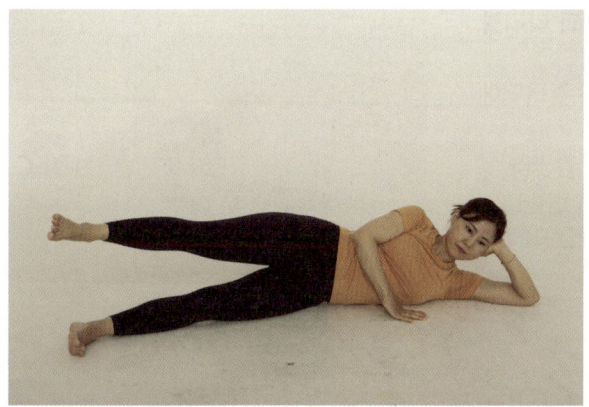

마시면서 위쪽 다리의 발을 골반 높이로 들어올린다.

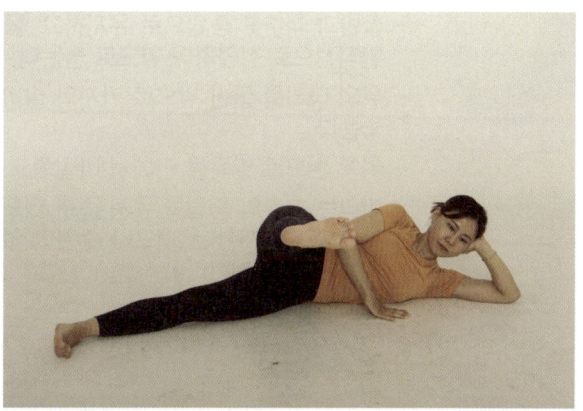

내쉬면서 위쪽 다리의 높이를 유지하며 얼굴에 가깝게 kick 한다

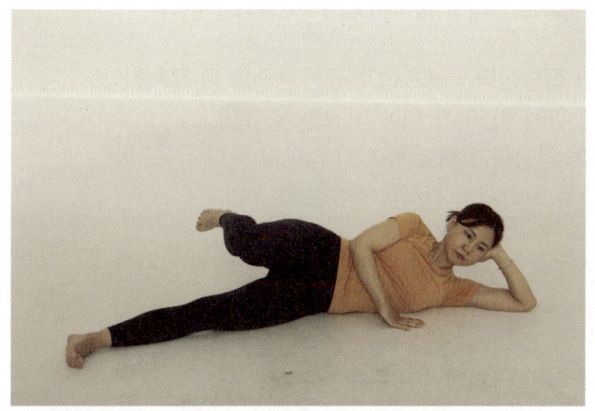

마시면서 다리를 구부려 무릎을 가슴 가까이 가져오고 뒤꿈치는 엉덩이에 가깝게 한다

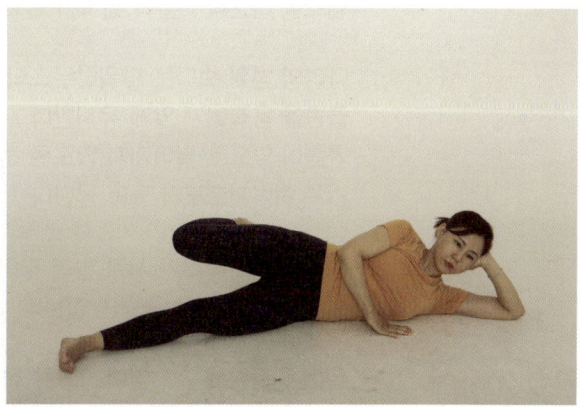

내쉬면서 뒤꿈치는 엉덩이에 붙여 유지하며 무릎과 허벅지가 골반 뒤로 가도록 민다

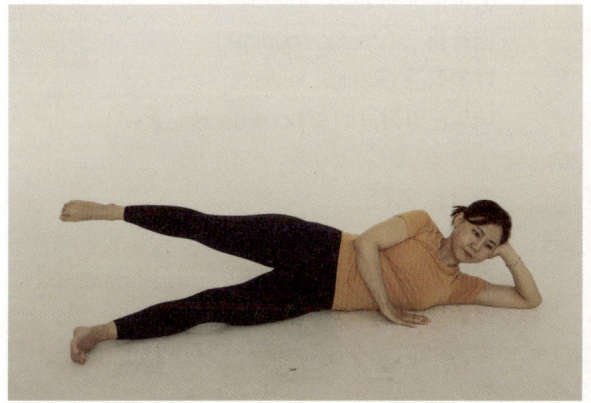

마시면서 몸통이 흔들리지 않게 유지하며 위쪽 다리를 뒤로 길게 뻗는다

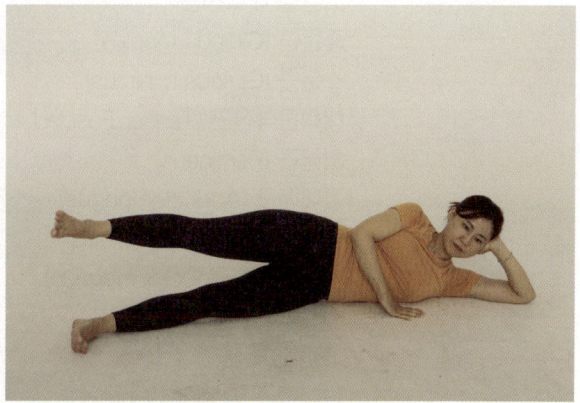

내쉬면서 시작자세로 돌아온다

SIDE LYING 06

INNER THIGH LIFT & CIRCLE

목표 복부 코어의 강화를 통해 밸런스와 조절력을 강화시킨다

Set up
- 골반과 척추를 중립으로 유지하고, 몸통과 다리를 일직선으로 정렬하여 옆으로 눕는다.
- 위의 다리를 골반 앞으로 가져와 발바닥은 바닥에 놓는다
- 위쪽 손으로 발목을 안에서 바깥쪽으로 감싼다
- 머리는 척추의 중립을 유지할 수 있도록 패드나 수건으로 지지한다 (패드나 수건이 없다면 아래쪽 팔을 굽혀 지지한다.)

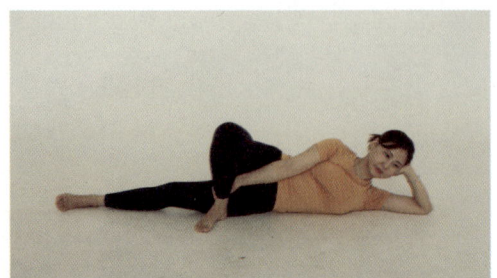

Rep 5rep　　　　**난이도** 상

Modification +Variation
위쪽 다리를 구부려 바닥에 둔다 / 발목을 잡지 않는다
머리를 내려놓는다 / 서클의 범위를 크게 한다
템포를 바꾼다 / 올라 갈 때 Plantar Flexion, 내려 올 때 Dorsi Flexion을 한다

Teaching Tip
다리의 범위 보다는 파워하우스의 더 집중한다 / 부드럽고 균등한 템포를 유지한다
골반을 움직이지 않게 유지한다 / 힙 위에 힙, 어깨 위에 어깨를 유지한다
가슴이 앞으로 떨어지지 않도록 하고, 엉덩이가 뒤로 빠지지 않도록 한다
안쪽 허벅지로부터 들어 올린다 / 안쪽 허벅지가 천장을 향하도록 한다

Imge cug
정수리와 꼬리뼈가 서로 멀리 길어지도록 유지한다 / 등 뒤에 벽이 있다고 상상한다
발목 위에 찻잔을 균형의 잡는다

Spotting 뒤에서 몸통을 지지한다 / 발을 잡고 더 길어지게 부드럽게 당긴다

주의사항 인공 고관절 수술을 한 경우 주의한다

타겟머슬

고관절 내회전근
중둔근 (Gluteus medius)
소둔근 (Gluteus minimus)
대퇴근막장근 (Tensor Fascia Latae)
치골근 (Pectineus)
장내전근 (Adductor longus)
단내전근 (Adductor brevis)
대내전근 (Adductor magnus)

고관절 내전근
단내전근 (Adductor brevis)
장내전근 (Adductor longus)
대내전근 (Adductor magnus)
박근 (Gracilis)/치골근 (Pectineus)

슬관절 신전근
외측광근 (Vastus lateralis)

중간광근 (Vastus intermedius)
내측광근 (Vastus medialis)
대퇴직근 (Rectus femoris)
대퇴근막장근 (Tensor Fascia Latae)

고관절 외전근
중둔근 (Gluteus medius)
소둔근 (Gluteus minimus)/장요근 (Iliopsoas)
대퇴근막장근 (Tensor Fascia Latae)
봉공근 (Sartorius)

고관절 내전근
단내전근 (Adductor brevis)
장내전근 (Adductor longus)
대내전근 (Adductor magnus)
박근 (Gracilis)/치골근 (Pectineus)

SIDE LYING 06

INNER THIGH LIFT & CIRCLE

동작

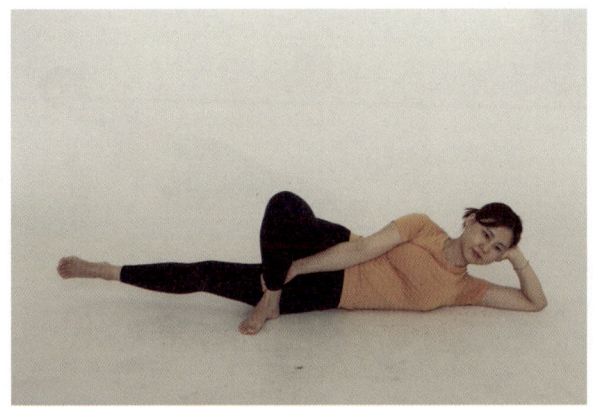

내쉬면서 위쪽다리를 들어 올려 준다

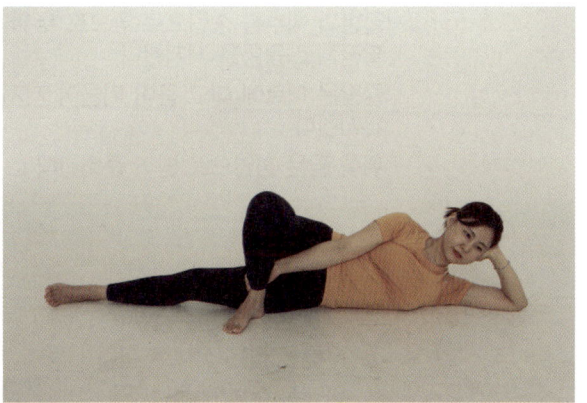

마시면서 제자리로 돌아간다(원을 그려 동작을 연결한다)

ONE ARM PLANK

목표	복부 코어의 강화를 통해 밸런스와 조절력을 강화시킨다
Set up	– 골반과 척추를 중립으로 옆으로 누워 아래쪽 팔꿈치로 몸통을 지지한다 – 골반은 매트에 대고 몸이 기울어 지지 않게 유지한다 – 위쪽 팔은 정면으로 뻗어 준비한다
Rep	5rep 난이도 상

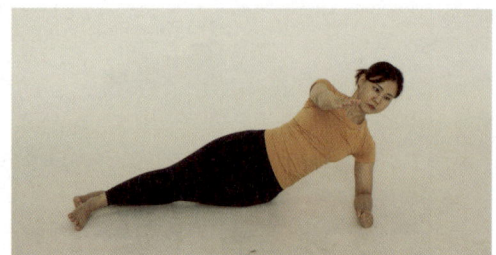

Modification +Variation	무릎을 접은 상태로 한다 아래쪽 무릎만 접는다 토닝볼을 잡고 한다 위쪽 다리를 뻗은 후 힙과 함께 Up한다(Leg Lift) 힙을 Up한 상태에서 아래 쪽 무릎을 접었다 폈다 한다(Knee flexion)
Teaching Tip	골반이나 몸통이 흔들리지 않도록 유지한다 팔이 기울어지거나 흔들리지 않게 한다 어깨의 안정성을 유지한다 목이 떨어지지 않도록 유지한다 힙 위에 힙, 어깨 위에 어깨를 유지한다 가슴이 앞으로 떨어지지 않도록 하고, 엉덩이가 뒤로 빠지지 않도록 한다
Imge cug	정수리와 꼬리뼈가 서로 멀리 길어지도록 유지한다 등 뒤에 벽이 있다고 상상한다
Spotting	뒤에서 몸통을 지지한다 힙을 Up 하도록 손을 터치한다
주의사항	목과 어깨의 문제를 주의한다
타겟머슬	체간외측굴곡근 요방형근(Quadratus lumborum) 외복사근 (External oblique) 내복사근 (Internal oblique) 견갑골 전인근 소흉근 (Pectoralis minor) 전거근 (Serratus anterior) 견관절 굴곡근 전면 삼각근 (Anterior deltoid) 대흉근 쇄골두 (Pectoralis major / Clavicul head) 오훼완근 (Coracobrachialis)
	상완이두근 단두 (Biceps / Short head) 견관절 외전근극상근 (Supraspinatus) 측면삼각근 (Lateral deltoid)

ONE ARM PLANK

동작

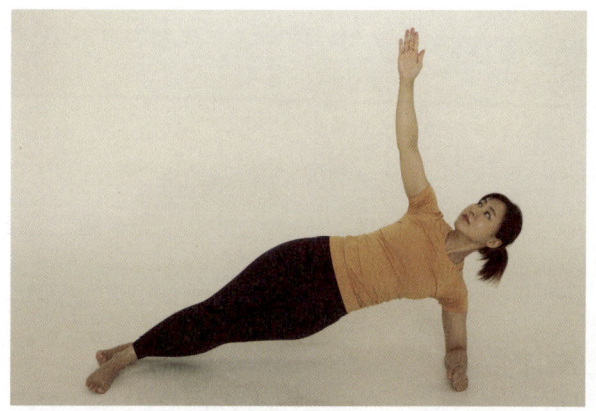

내쉬면서 골반을 머리부터 발끝까지 일직선이 되게 위로 들어올리며, 위쪽 팔을 천장으로 뻗는다

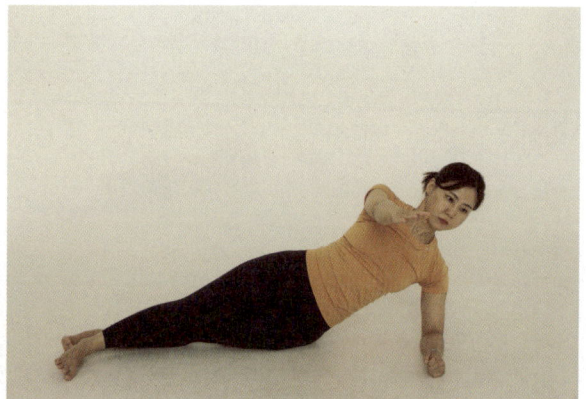

마시면서 시작자세로 돌아온다

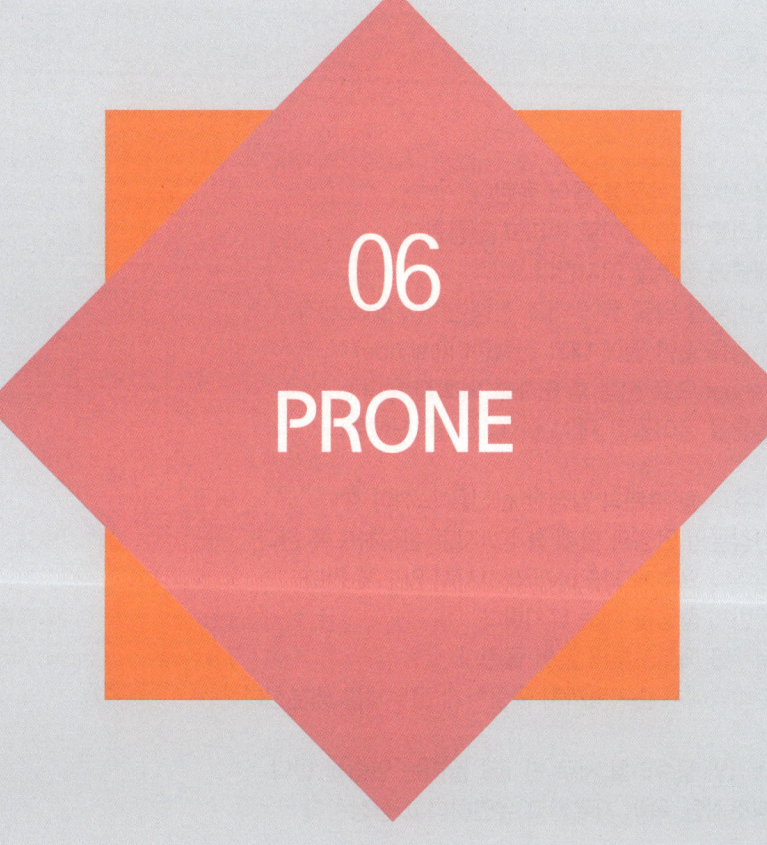

06
PRONE

SWAN-PREP(W SHAPE ARM)
SWAN-PREP(I SHAPE ARM)
PRONE COBRASWAN DIVE
SINGLE LEG KICK
DOUBLE LEG KICK
SINGLE LEG EXTENSION
DOUBLE LEG EXTENSION
SWIMMING

SAWN PREP W SHAPE / I SHAPE / COBRA

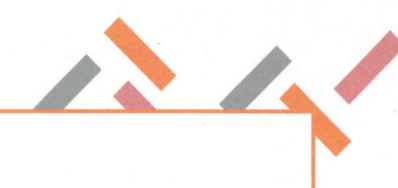

목표	복부 코어의 강화를 통해 밸런스와 조절력을 강화시킨다
Rep	5rep
난이도	상

Modification +Variation	팔 전체로 몸통을 들어 올린다 다리를 매트 넓이로 벌리고 진행한다 배럴에 복부를 지지한다 손바닥을 얼굴 옆에 대고 진행한다(w shape) 손등을 골반 옆에 대고 진행한다(I shape) I shape으로 진행 후 어깨를 외회전 한다(cobra) 몸통을 끌어올린 채 Neck Circle을 진행한다
Teaching Tip	척추의 윗 부분의 일정한 신전을 느껴야 한다 견갑골의 안정과 함께 흉추까지만 신전하도록 한다 경추나 요추에 과도하게 젖혀지지 않도록 한다 골반의 중립을 계속 유지한다 복부를 매트로부터 끌어 올린다 손바닥에서 손가락까지 균등하게 몸무게를 배분한다
Imge cug	다리와 정수리를 서로 반대로 늘리는 연습을 한다 백조처럼, 목이 자유롭고 유연하다고 상상한다
Spotting	발 뒤꿈치를 누르고 부드럽게 반대쪽으로 당긴다 어깨를 부드럽게 뒤로 감아준다 정수리를 터치해 정수리를 더 길게 끌어올리도록 유도한다
주의사항	목, 어깨 문제가 있으면 주의한다 출산 후 6-8주까지는 피한다
타겟머슬	척추신전근 척추기립근 (Erector spinae) 다열근 (Multifidus) 견갑골 하강근 소흉근 (Pectoralis minor) 하부 승모근 (Lower trapezius) 견갑골 전인근 소흉근 (Pectoralis minor) 전거근 (Serratus anterior) 고관절 신전근 대둔근 (Gluteus maximus) 대퇴이두근 (Biceps femoris) 반건양근 (Semitendinosus) 반막양근 (Semimembranosus) 대내전근 (Adductor magnus)

PRONE
01

Swan-prep(W shape arm)

동작

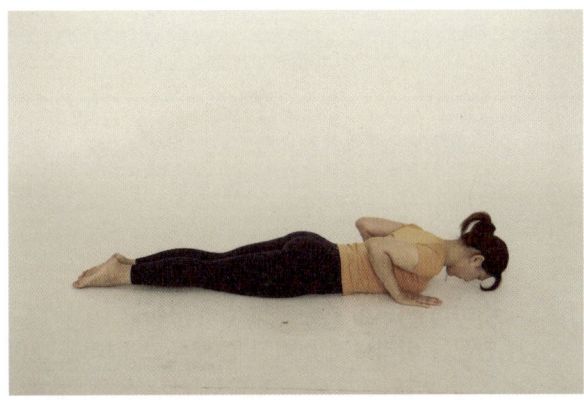

Set up
- 골반과 척추의 중립을 유지하고 팔꿈치를 구부려 손바닥으로 어깨 옆을 짚고, 다리를 모아 준비한다

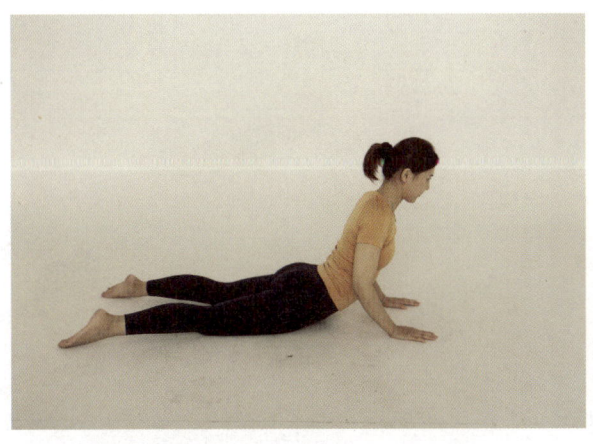

내쉬면서 견갑을 안정화하고 손바닥으로 바닥을 눌러 경추부터 흉추까지 분절하며 신전한다

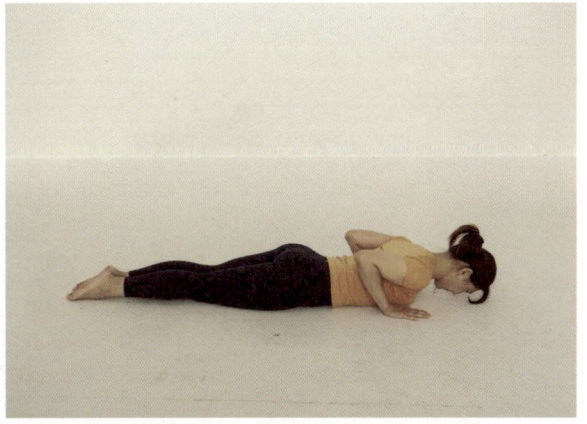

내쉬면서 시작자세로 돌아온다

PRONE
02

Swan-prep(I shape arm)

동작

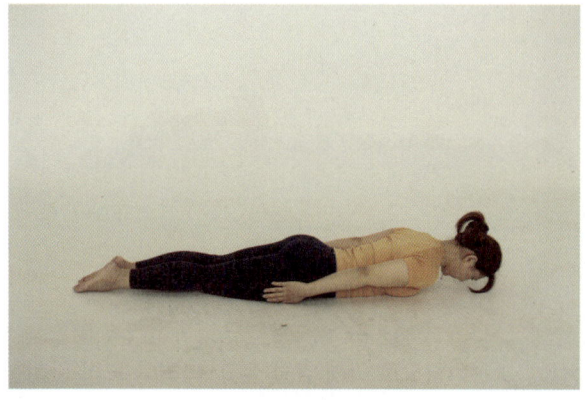

Set up
- 골반과 척추의 중립을 유지하고 팔을 펴 손바닥이 천장을 바라보게 허벅지 옆에 두고, 다리를 모아 준비한다

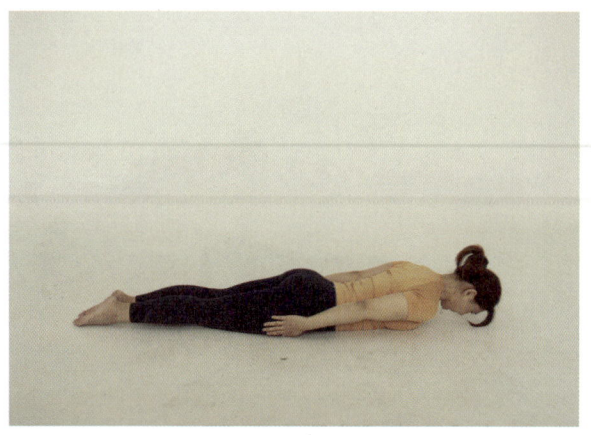

마시면서 견갑을 안정화하며, 손바닥이 몸통을 바라보게 한다

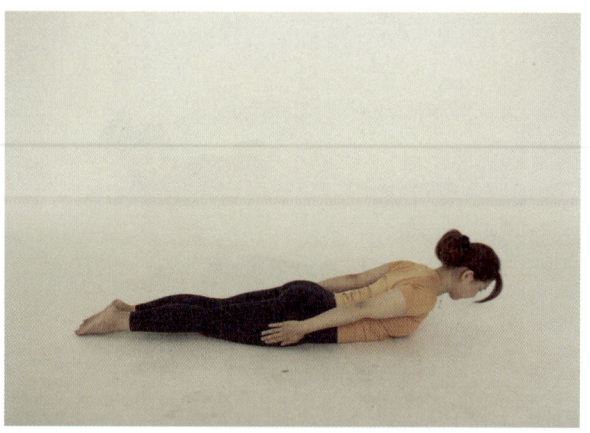

내쉬면서 머리는 멀리 뻗고 손은 발끝으로 뻗어 상체가 중립이 될 때까지 들어올린다

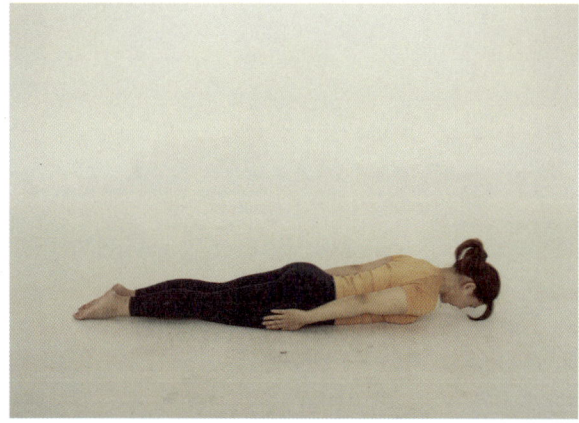

마시면서 시작자세로 돌아온다

Swan-cobra

동작

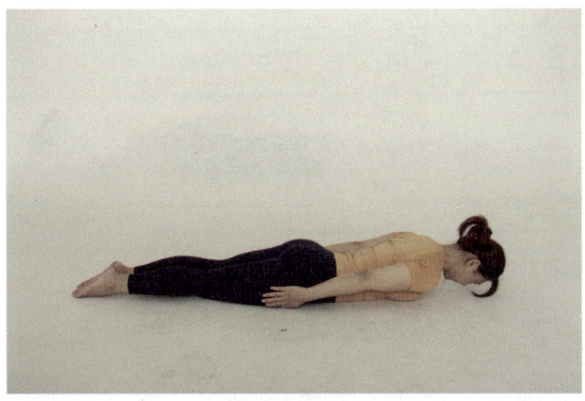

Set up
– 골반과 척추의 중립을 유지하고 팔을 펴 손바닥이 천장을 바라보게 허벅지 옆에 두고, 다리를 모아 준비한다

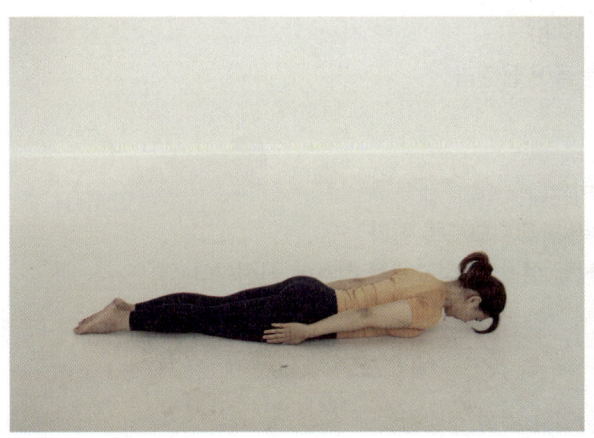

마시면서 견갑을 안정화하며, 손바닥이 몸통을 바라보게 한다

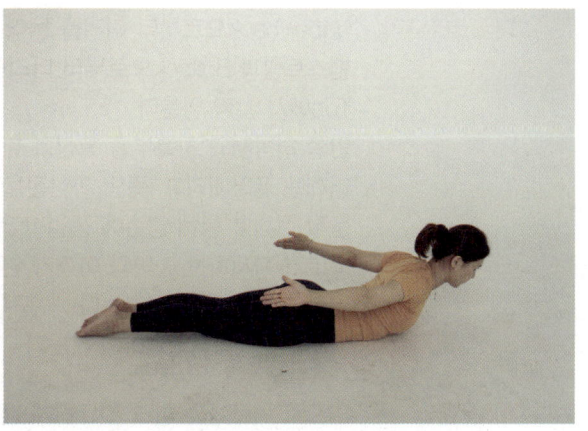

내쉬면서 흉추를 신전하여 상체를 들어올린다
두팔은 외회전하여 손바닥이 바깥을 향하게 한다
멈춘 상태에서 2~3회 호흡한 마지막 호흡에 **마시면서** 유지하고

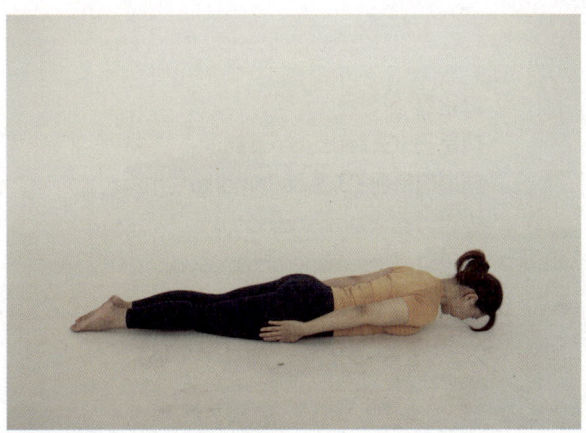

마시면서 시작자세로 돌아온다

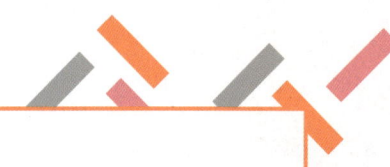

SWAN DIVE

목표	복부 코어의 강화를 통해 밸런스와 조절력을 강화시킨다
Set up	– 골반과 척추의 중립을 유지하고 팔꿈치를 구부려 손바닥으로 어깨 옆을 짚는다 – 다리는 어깨 넓이로 벌려 외회전을 유지하여 엎드린다
Rep	5rep
난이도	상

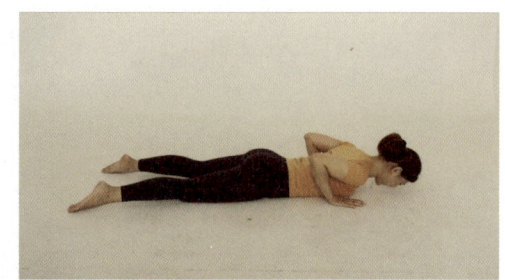

Modification +Variation	다리를 생략하고 척추 신전동작만 연습한다 배럴에 골반을 지지한다 손바닥을 들어 올려 매트에서 떨어뜨린다
Teaching Tip	Upper back으로부터 머리를 들어 올린다 햄스트링과 Buttock으로부터 다리를 들어 올린다 Top에서 살짝 멈춘다 안쪽 허벅지와 하복부를 활성화 한다 어깨는 끌어내리고, 목의 과신전을 막는다 동작 전체를 통해 양손에 동일한 압력이 유지되도록 한다 복부가 지지하는 높이와 어깨가 안정될 수 있는 정도에서 척추를 신전한다 팔의 힘을 사용하지 않는다 속도를 너무 느리게 하지 않는다
Imge cug	앞으로 뒤로 균등하고 부드럽게 흔들리는 것을 상상한다 뱀, 혹은 목이 긴 백조라고 생각하여 목과 척추를 길게 늘리며 신전한다
Spotting	가슴을 Rock하고 Lift할 때 발목을 매트 속으로 부드럽게 눌러준다
주의사항	출산 후 6-8주까지는 피한다 복부 수술을 한 경우는 피한다
타겟머슬	척추신전근 척추기립근 (Erector spinae) 다열근 (Multifidus) 견갑골 하강근 소흉근 (Pectoralis minor) 하부 승모근 (Lower trapezius) 고관절 신전근 대둔근 (Gluteus maximus) 대퇴이두근 (Biceps femoris) 반건양근 (Semitendinosus) 반막양근 (Semimembranosus) 대내전근 (Adductor magnus)

SWAN DIVE

동작

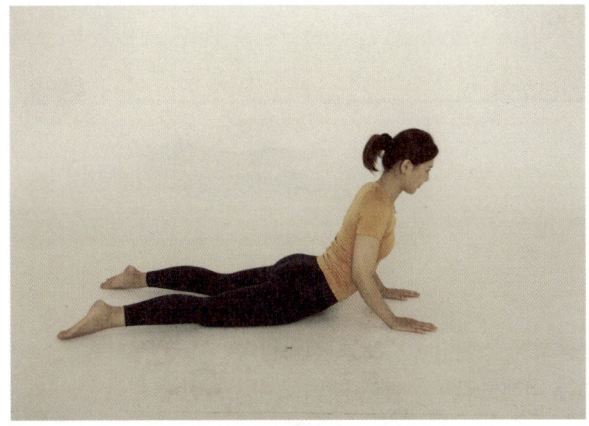

마시면서 견갑을 안정화하고 척추를 신전하여 길게 늘린다

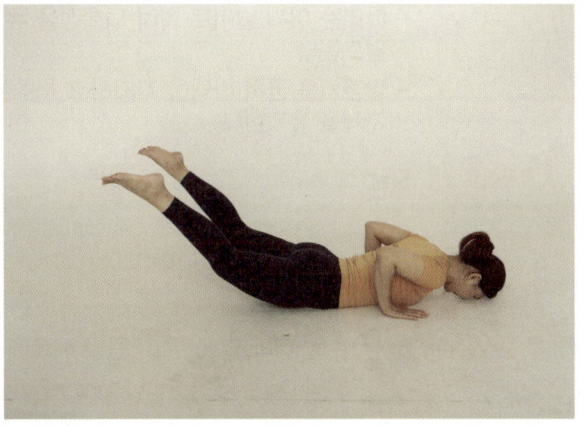

내쉬면서 척추의 신전을 유지하며 다리를 위로 뻗어 천장으로 올린다(앞, 뒤로 5~8번 구른다)

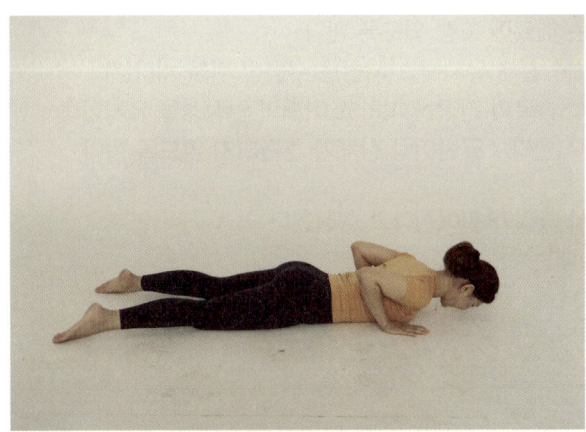

내쉬면서 척추를 길게 늘리며 시작자세로 돌아온다

SINGLE LEG KICK

목표	복부 코어의 강화를 통해 밸런스와 조절력을 강화시킨다
Set up	– 다리는 어깨 넓이로 벌려 외회전을 유지하여 엎드린다 – 팔꿈치를 굽혀 바닥을 지지하고 척추를 신전하여 자세를 유지한다
Rep	5rep
난이도	상

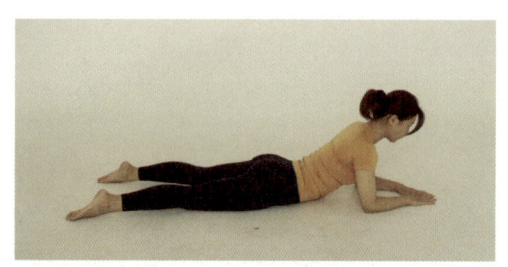

Modification +Variation	손을 이마 밑에 두고, 몸을 매트에 편평하게 눕힌다 / Kick을 생략한다 발의 Dorsi Flexion과 Plantar Flexion을 더해준다 / 무릎을 매트로부터 들어 올린다
Teaching Tip	Kick하는 동안 다리가 길어지는 것에 집중한다 Kick하는 동안 무릎에서도 다리가 길어지도록 한다 더블 스타카토의 비트로 뒷꿈치가 엉덩이로 향해 Kick한다 복부가 들어 올려져 있을 때도 ASIS는 매트에 고정 되도록 한다 다리는 단단히 붙인 채 유지한다 / 목을 길게 유지하고 시선은 수평선 위를 쳐다본다 전완으로 몸을 바닥으로부터 밀어낸다 / 목의 긴장을 피하고 어깨의 안정성을 유지한다 척추가 하나의 직선으로 이어지게 유지한다 / 골반이나 상체가 흔들리지 않도록 한다
Imge cug	무릎을 펼 때 물속에서 무릎을 펴면서 다리가 길어진다고 상상한다 거북이가 머리를 등껍질로부터 당겨 내는 것을 상상한다
Spotting	정수리에 손을 터치해 상체를 끌어올리도록 도와준다 발등을 터치해 저항감을 준다
주의사항	출산 후 6-8주까지는 피한다 / 포지션을 유지 못하는 약한 복근을 주의한다 무릎 문제를 주의한다
타겟머슬	견갑골 전인근 소흉근 (Pectoralis minor) 전거근 (Serratus anterior) 척추신전근 척추기립근 (Erector spinae) 다열근 (Multifidus) 견갑골 하강근 소흉근 (Pectoralis minor) 하부 승모근 (Lower trapezius) 슬관절 굴곡근 대퇴이두근 (Biceps femoris) 반건양근 (Semitendinosus) 반막양근 (Semimembranosus) 봉공근 (Sartorius) 박근 (Gracilis) 비복근 (Gastrocnemius) 족척근 (Plantaris) 슬와근 (Popliteus) 슬관절 신전근 외측광근 (Vastus lateralis) 중간광근 (Vastus intermedius) 내측광근 (Vastus medialis) 대퇴직근 (Rectus femoris) 대퇴근막장근 (Tensor Fascia Latae)

SINGLE LEG KICK

동작

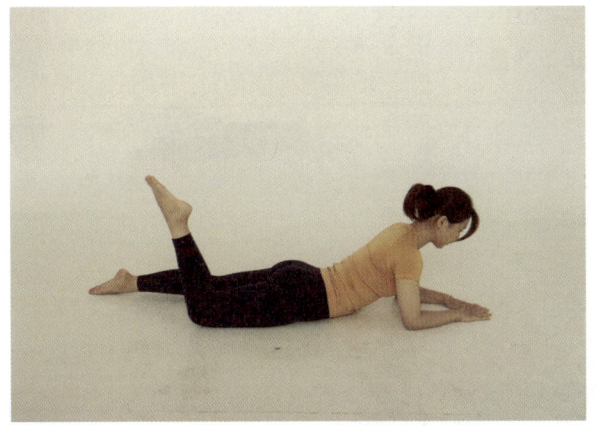

내쉬면서 한쪽 다리의 무릎을 2번 반동하여 구부린다

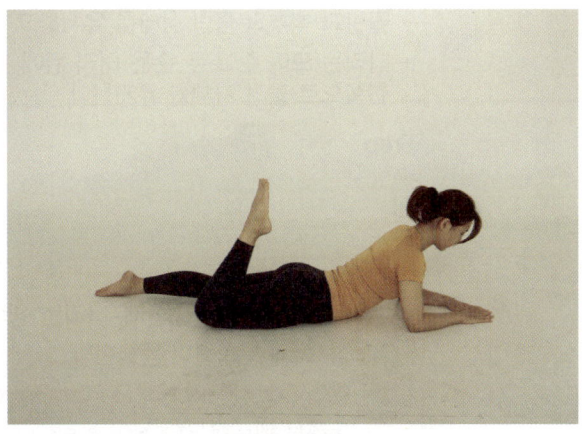

계속 내쉬면서 마지막 구부림과 동시에 무릎을 살짝 들어 고관절의 신전을 만든다

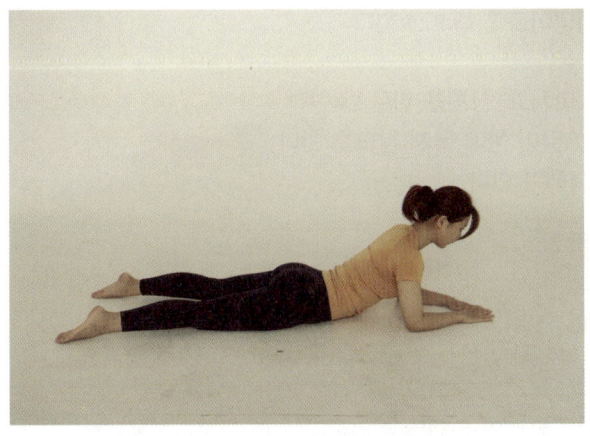

마시고, 내쉬면서 발끝을 길게 뻗어 시작자세로 돌아온다

PRONE 05

DOUBLE LEG KICK

목표	복부 코어의 강화를 통해 밸런스와 조절력을 강화시킨다
Set up	- 골반과 척추의 중립 상태를 유지하고 엎드린다. - 다리는 모아 주고 두 손은 허리 뒤에 놓고 고개를 한쪽으로 돌려 자세를 유지한다
Rep	5rep
난이도	상

Modification +Variation	무릎에 통증이 있을 때, 다리는 생략한다 / 어깨에 통증이 있을 때, 팔은 몸 옆에 유지한다 상, 하체 분리하여 동작한다 발의 Dorsi Flexion과 Plantar Flexion을 더해준다 무릎을 매트로부터 들어 올린다 / frog squeeze를 진행한다
Teaching Tip	Kick하는 동안 다리가 길어지는 것에 집중한다 Kick하는 동안 무릎에서도 다리가 길어지도록 한다 더블 스타카토의 비트로 뒷꿈치가 엉덩이로 향해 Kick한다 다리는 단단히 붙인 채 유지한다 세번째 카운트에서 스프링처럼 킥을 마치고, 상체를 위로 Lift한다 손은 등 뒤로 가능한 높이 유지한다 / 팔이 몸에 닿지 않도록 한다 경추는 흉추를 따라 선을 맞추어 정렬해야 한다
Imge cug	심장을 하늘로 끌어 올린다고 상상한다
Spotting	위에서 손을 잡아 몸통이 위로 올라올 수 있도록 부드럽게 당겨준다 옆에서 발을 매트로 누르며 팔을 발 뒤꿈치 방향으로 당겨준다
주의사항	출산 후 6-8주까지는 피한다 / 어깨와 무릎의 문제를 주의한다

타겟머슬		
	슬관절 굴곡근 대퇴이두근 (Biceps femoris) 반건양근 (Semitendinosus) 반막양근 (Semimembranosus) 봉공근 (Sartorius) 박근 (Gracilis) 비복근 (Gastrocnemius) 족척근 (Plantaris) 슬와근 (Popliteus)	대둔근 (Gluteus maximus) 대퇴이두근 (Biceps femoris) 반건양근 (Semitendinosus) 반막양근 (Semimembranosus) 대내전근 (Adductor magnus) 척추신전근 척추기립근 (Erector spinae) 다열근 (Multifidus)
	슬관절 신전근 외측광근 (Vastus lateralis) 중간광근 (Vastus intermedius) 내측광근 (Vastus medialis) 대퇴직근 (Rectus femoris) 대퇴근막장근 (Tensor Fascia Latae) 고관절 신전근	견관절 외회전근 극하근 (Infraspinatus) 소원근 (Teres minor) 삼각근 후부섬유 (Posterior deltoid) 주관절 신전근 상완삼두근 (Triceps brachii) 주근 (Anconeus)

PRONE 05

DOUBLE LEG KICK

동작

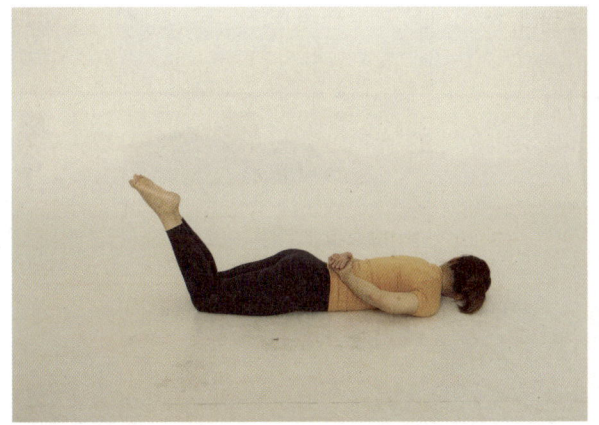

마시면서 골반을 중립으로 유지하며 무릎을 3번 반동하여 구부린다

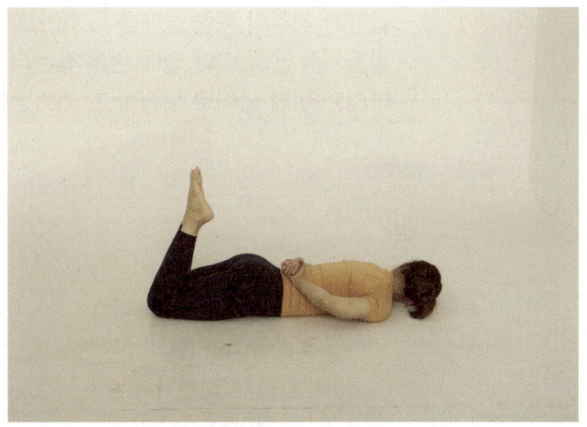

마시면서 동작을 진행한다

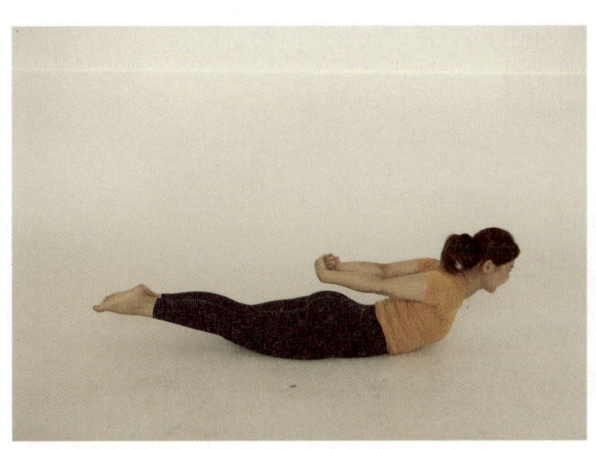

내쉬면서 무릎을 펴며 동시에 두손을 외회전하며 흉추를 신전한다

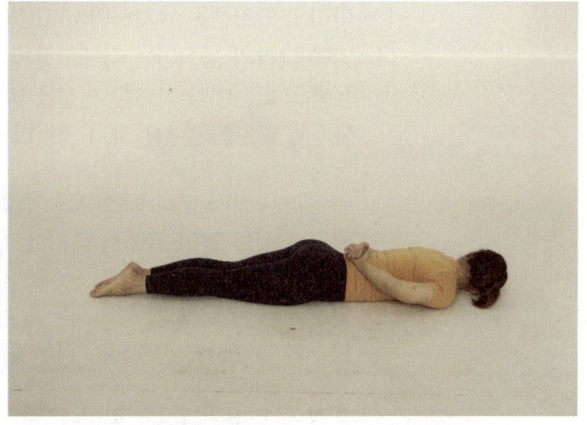

마시고, 내쉬면서 몸을 위, 아래로 길게 늘리며 시작자세로 돌아와 반대방향으로 고개를 두고 반복한다

PRONE 06

SINGLE LEG EXTENSION

목표	복부 코어의 강화를 통해 밸런스와 조절력을 강화시킨다
Set up	- 골반과 척추의 중립 상태를 유지하고 엎드린다. - 팔꿈치를 굽혀 이마 밑에 손을 놓는다. - 다리는 어깨 넓이로 외전하고, 외회전한다
Rep	5rep
난이도	상

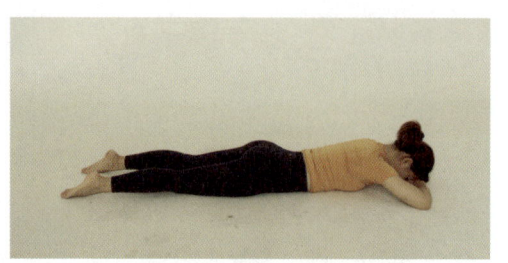

Modification +Variation	ASIS 밑에 패드를 대준다 다리를 넓게 벌린다 다리를 모아서 진행한다 다이나믹한 리듬으로 진행한다(두번 Up)
Teaching Tip	움직이는 동안 시작 자세의 척추와 골반의 중립을 유지한다 다리의 외회전을 유지하면서 고관절을 신전한다 양쪽 다리의 움직이는 각도가 일정해야 한다 몸통의 회전이나 과도한 신전을 방지한다 요추를 과도하게 신전하지 않는다
Imge cug	골반과 다리가 분리 되었다고 상상한다 발끝에 실을 달아 뒤에서 당긴다고 상상한다
Spotting	발끝을 잡아 당겨 더 길어지도록 유도한다 요추가 과도하게 신전되는 경우 릴리즈 터치를 한다
주의사항	출산 후 6-8주까지는 피한다 무릎의 문제를 주의한다
타겟머슬	고관절 신전근 대둔근 (Gluteus maximus) 대퇴이두근 (Biceps femoris) 반건양근 (Semitendinosus) 반막양근 (Semimembranosus) 대내전근 (Adductor magnus) 슬관절 신전근 외측광근 (Vastus lateralis) 중간광근 (Vastus intermedius) 내측광근 (Vastus medialis) 대퇴직근 (Rectus femoris) 대퇴근막장근 (Tensor Fascia Latae) 슬관절 신전근 외측광근 (Vastus lateralis)	중간광근 (Vastus intermedius) 내측광근 (Vastus medialis) 대퇴직근 (Rectus femoris) 대퇴근막장근 (Tensor Fascia Latae) 고관절 굴곡근 장요근 (Iliopsoas) 치골근 (Pectineus) 대퇴근막장근 (Tensor Fascia Latae) 단내전근 (Adductor brevis) 장내전근 (Adductor longus) 대내전근 (Adductor magnus) 대퇴직근 (Rectus femoris) 봉공근 (Sartorius)

PRONE 06

SINGLE LEG EXTENSION

동작

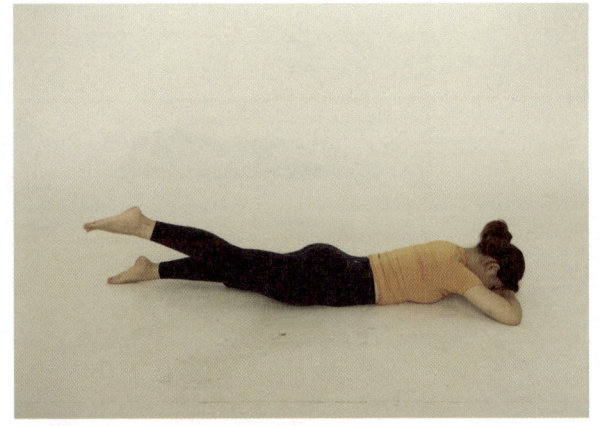

내쉬면서 골반의 중립을 유지하며 한 쪽 다리의 고관절을 신전한다

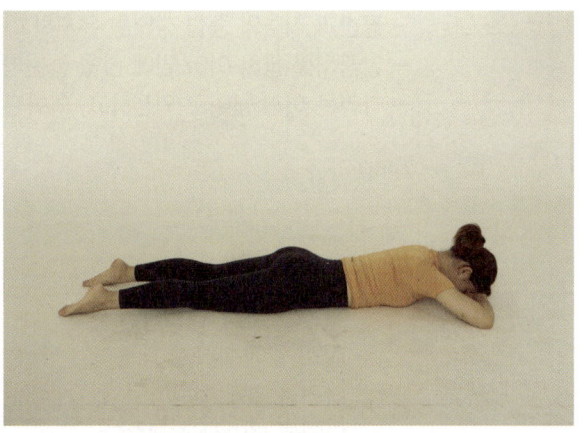

마시면서 멀리 뻗어 내린다.

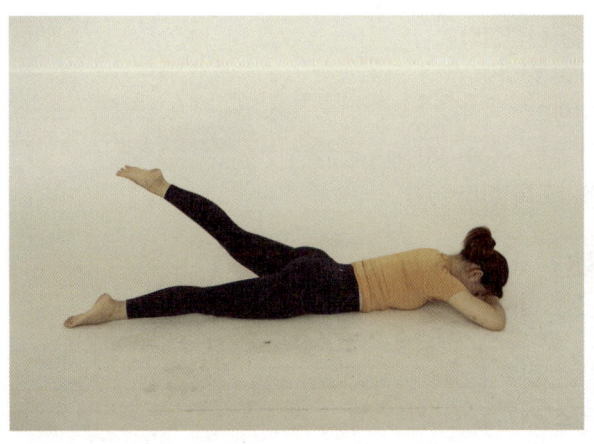

내쉬면서 반대쪽도 진행한다

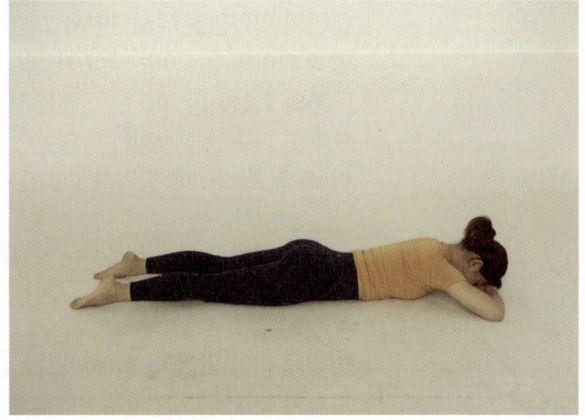

마시면서 멀리 뻗어 내린다.

DOUBLE LEG EXTENSION

목표	복부 코어의 강화를 통해 밸런스와 조절력을 강화시킨다
Set up	– 골반과 척추의 중립 상태를 유지하고 엎드린다 – 팔꿈치를 굽혀 이마 밑에 손을 놓는다 – 다리는 어깨 넓이로 외전하고, 외회전한다
Rep	5rep
난이도	상

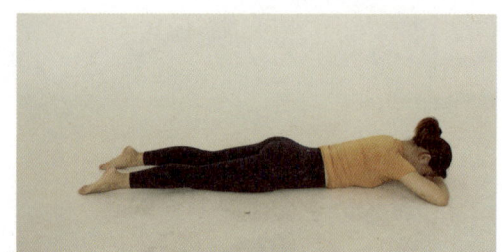

Modification +Variation	ASIS 밑에 패드를 대준다 다리를 넓게 벌린다 다리를 모아서 진행한다 다이나믹한 리듬으로 진행한다(두번 Up)
Teaching Tip	움직이는 동안 시작 자세의 척추와 골반의 중립을 유지한다 다리의 외회전을 유지하면서 고관절을 신전한다 양쪽 다리의 움직이는 각도가 일정해야 한다 몸통의 회전이나 과도한 신전을 방지한다 요추를 과도하게 신전하지 않는다 양 쪽 힙과 다리에 동일한 힘이 들어가도록 한다
Imge cug	골반과 다리가 분리 되었다고 상상한다 발끝에 실을 달아 뒤에서 당긴다고 상상한다
Spotting	발끝을 잡아 당겨 더 길어지도록 유도한다 요추가 과도하게 신전되는 경우 릴리즈 터치를 한다
주의사항	출산 후 6-8주까지는 피한다 무릎의 문제를 주의한다
타겟머슬	고관절 신전근 대둔근 (Gluteus maximus) 대퇴이두근 (Biceps femoris) 반건양근 (Semitendinosus) 반막양근 (Semimembranosus) 대내전근 (Adductor magnus) 슬관절 신전근 외측광근 (Vastus lateralis) 중간광근 (Vastus intermedius) 내측광근 (Vastus medialis) 대퇴직근 (Rectus femoris) 대퇴근막장근 (Tensor Fascia Latae)	고관절 굴곡근 장요근 (Iliopsoas) 치골근 (Pectineus) 대퇴근막장근 (Tensor Fascia Latae) 단내전근 (Adductor brevis) 장내전근 (Adductor longus) 대내전근 (Adductor magnus) 대퇴직근 (Rectus femoris) 봉공근 (Sartorius)

DOUBLE LEG EXTENSION

동작

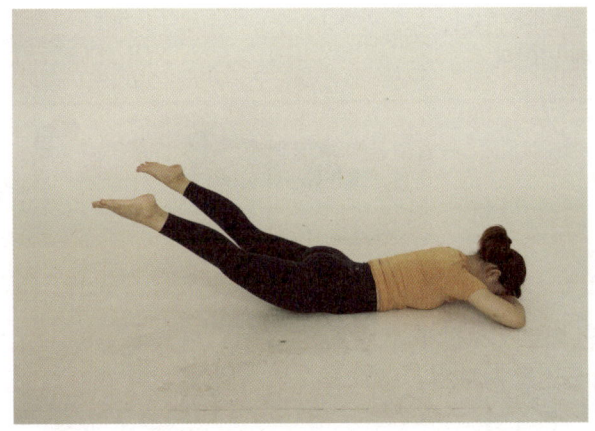
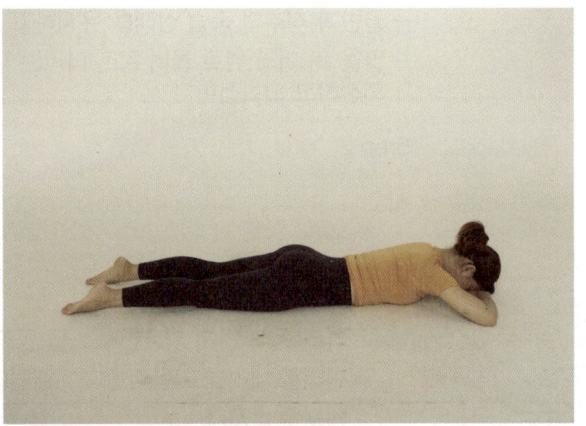

내쉬면서 골반의 중립을 유지하며 두 다리 모두 고관절을 신전한다

마시면서 멀리 뻗어 내린다.

SWIMMING

목표	복부 코어의 강화를 통해 밸런스와 조절력을 강화시킨다
Set up	- 골반과 척추의 중립 상태를 유지하고 엎드린다 - 팔을 펴 머리 위로 올려주고, 다리는 어깨 넓이로 외전하고 외회전한다
Rep	5rep
난이도	상

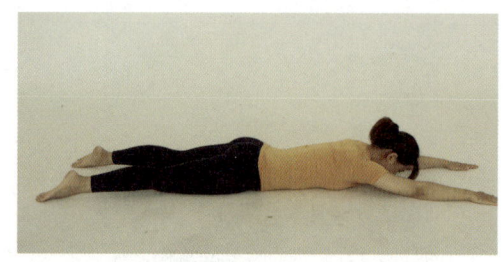

Modification +Variation	다리 동작 먼저 가르친다 / 팔 동작만 따로 가르친다 머리를 내려놓고 동작한다 / 배럴에 골반을 지지한다 템포를 바꾼다
Teaching Tip	팔과 다리를 끊임없이 움직인다 / 팔을 곧게 하고 어깨는 아래로 끌어내린다 움직이는동안 시작자세의 척추와 골반의 중립을 유지한다 팔과 다리의 움직이는 각도가 일정해야 한다 경추는 흉추를 따라 선에 맞추어 정렬해야 한다 / 눈은 수평선을 바라본다
Imge cug	파도 위에 올라와 거대한 파도를 헤엄친다고 생각한다 물장구를 친다고 상상한다
Spotting	옆에서 학생의 힙에 손을 올리고 골반이 안정화 되도록 돕는다 앞에서 팔을 부드럽게 당겨 올린다
주의사항	출산 후 6-8주까지는 피한다어깨 문제, Lower back 문제를 주의한다
타겟머슬	고관절 신전근 대둔근 (Gluteus maximus) 대퇴이두근 (Biceps femoris) 반건양근 (Semitendinosus) 반막양근 (Semimembranosus) 대내전근 (Adductor magnus) 척추신전근 척추기립근 (Erector spinae) 다열근 (Multifidus) 견관절 굴곡근 전면 삼각근 (Anterior deltoid) 대흉근 쇄골두 (Pectoralis major/Clavicul head) 오훼완근 (Coracobrachialis) 상완이두근 단두 (Biceps/Short head)	견관절 신전근 광배근 (Latissimus dorsi) 대원근 (Teres major) 후면 삼각근 (Posterior deltoid) 극하근 (Infraspinatus) 소원근 (Teres minor) 상완삼두근 장두 (Triceps/Long head) 대흉근 흉골지 (Pectoralis major/sternal head)

PRONE 08
SWIMMING

동작

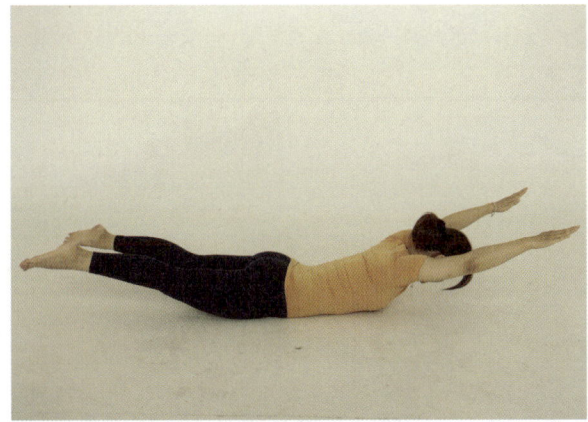

마시면서 상체와 하체를 들어 올려 신전한다

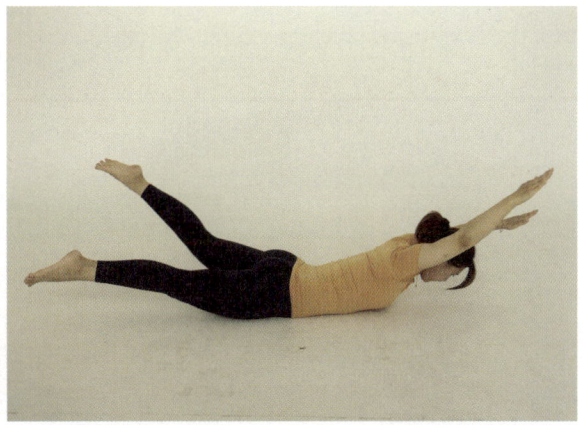

내쉬면서 한팔을 들어올려주고 반대 다리를 올려준다

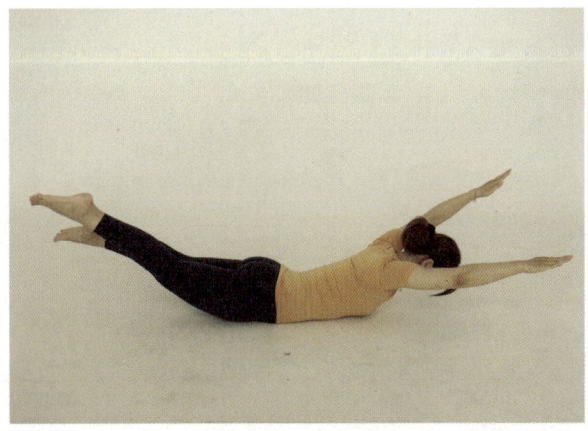

내쉬면서 반대로 진행한다 (반복한다)

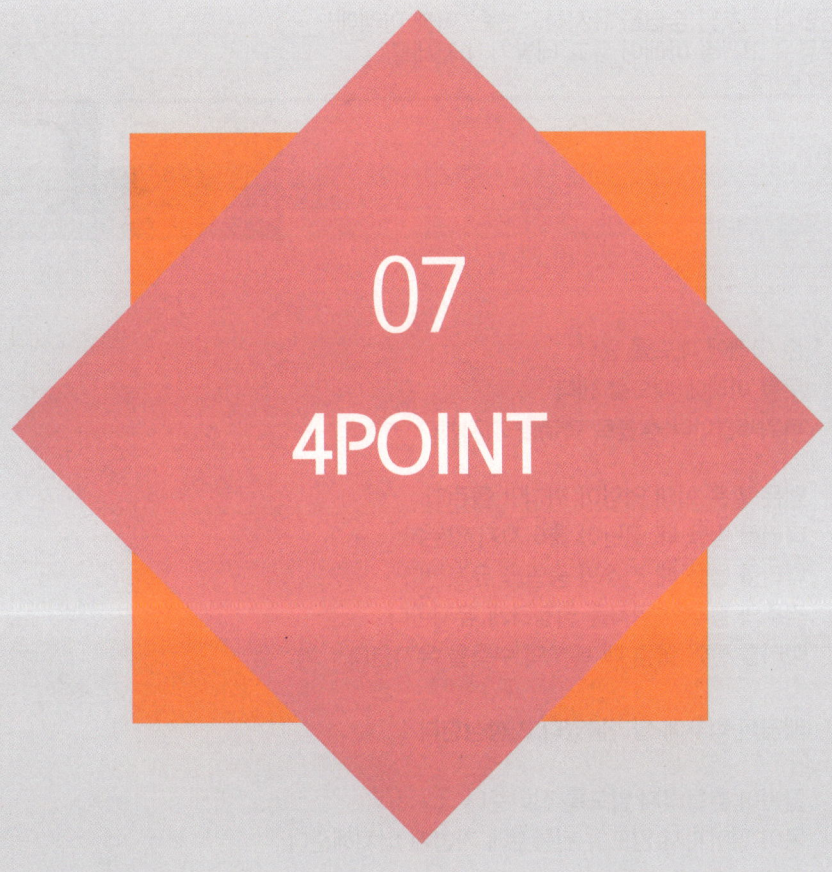

07
4POINT

UP&DOWN
LEG&ARM
LEG PULL FRONT PREP
LEG PULL FRONT
LEG PULL BACK
PUSH UP PREP
PUSH UP

UP&DOWN

목표	복부 코어의 강화를 통해 밸런스와 조절력을 강화시킨다
Set up	- 골반과 척추의 중립을 유지하고 손은 어깨 아래에, 무릎은 고관절 아래에 두고 네발기기 자세를 유지한다
Rep	5rep
난이도	상

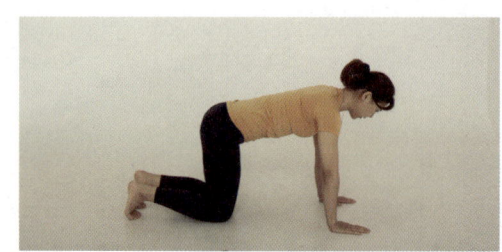

Modification +Variation	손 아래에 패드를 댄다 무릎 아래에 패드를 댄다 파워써클이나 짐볼로 복부를 지지한다
Teaching Tip	뻗은 발은 최대 엉덩이 까지만 올린다 다리를 뻗을 때 골반이 틀어지지 않는다 다리를 뻗을 때 척추의 중립을 유지한다 경추와 흉추의 위치를 일정하게 유지한다 다리를 들어 올릴 때 복부의 수축을 유지한다
Imge cug	배꼽이 척추에 달라붙었다고 상상한다
Spotting	골반이 흔들리지 않도록 잡아준다 목이 떨어지지 않도록 뒤통수에 가볍게 터치해준다
주의사항	손목과 무릎의 문제를 주의한다

타겟머슬

고관절 신전근
대둔근 (Gluteus maximus)
대퇴이두근 (Biceps femoris)
반건양근 (Semitendinosus)
반막양근 (Semimembranosus)
대내전근 (Adductor magnus)

슬관절 신전근
외측광근 (Vastus lateralis)
중간광근 (Vastus intermedius)
내측광근 (Vastus medialis)
대퇴직근 (Rectus femoris)
대퇴근막장근 (Tensor Fascia Latae)

슬관절 굴곡근
대퇴이두근 (Biceps femoris)
반건양근 (Semitendinosus)
반막양근 (Semimembranosus)

봉공근 (Sartorius)
박근 (Gracilis)
비복근 (Gastrocnemius)
족척근 (Plantaris)
슬와근 (Popliteus)

고관절 굴곡근
장요근 (Iliopsoas)
치골근 (Pectineus)
대퇴근막장근 (Tensor Fascia Latae)
단내전근 (Adductor brevis)
장내전근 (Adductor longus)
대내전근 (Adductor magnus)
대퇴직근 (Rectus femoris)
봉공근 (Sartorius)

4POINT 01

UP&DOWN

동작

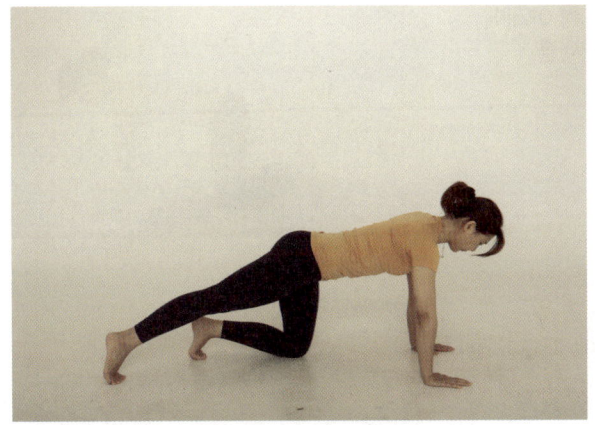

마시면서 몸통을 고정하고 한 다리 무릎을 펴 놓는다

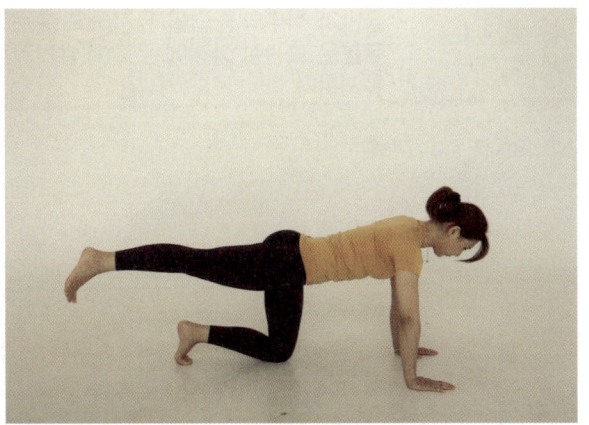

내쉬면서 골반과 척추의 유지하며 고관절을 신전하여 다리를 들어 올린다
(반복하고, 반대쪽도 진행한다)

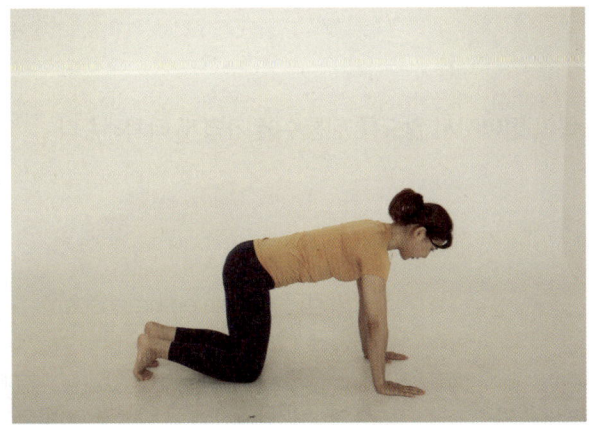

마시면서 복부를 안정화하며 시작자세로 돌아온다

LEG&ARM

목표	복부 코어의 강화를 통해 밸런스와 조절력을 강화시킨다
Set up	– 골반과 척추의 중립을 유지하고 손은 어깨 아래에, 무릎은 고관절 아래에 두고 네발기기 자세를 유지한다
Rep	5rep
난이도	상

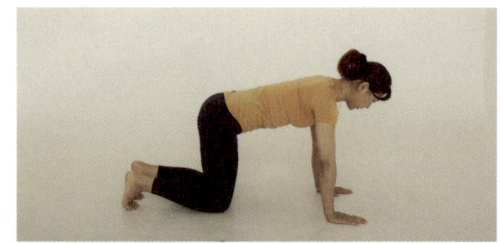

Modification +Variation	손 아래에 패드를 댄다 / 무릎 아래에 패드를 댄다 파워써클이나 짐볼로 복부를 지지한다
Teaching Tip	뻗은 발은 최대 엉덩이 까지만 올린다 / 다리를 뻗을 때 골반이 틀어지지 않는다 다리를 뻗을 때 척추의 중립을 유지한다 / 경추와 흉추의 위치를 일정하게 유지한다 팔과 다리를 들어 올릴 때 복부의 수축을 유지한다
Imge cug	배꼽이 척추에 달라붙었다고 상상한다
Spotting	골반이 흔들리지 않도록 잡아준다 / 복이 떨어시지 않도록 뒤동수에 가볍게 터치해준다 손을 부드럽게 당겨준다
주의사항	손목과 무릎의 문제를 주의한다
타겟머슬	고관절 신전근 대둔근 (Gluteus maximus) 대퇴이두근 (Biceps femoris) 반건양근 (Semitendinosus) 반막양근 (Semimembranosus) 대내전근 (Adductor magnus) 슬관절 신전근 외측광근 (Vastus lateralis) 중간광근 (Vastus intermedius) 내측광근 (Vastus medialis) 대퇴직근 (Rectus femoris) 대퇴근막장근 (Tensor Fascia Latae) 견관절 굴곡근 전면 삼각근 (Anterior deltoid) 대흉근 쇄골두 (Pectoralis major/Clavicul head) 오훼완근 (Coracobrachialis) 상완이두근 단두 (Biceps/Short head) 슬관절 굴곡근 대퇴이두근 (Biceps femoris) 반건양근 (Semitendinosus)	반막양근 (Semimembranosus) 봉공근 (Sartorius) 박근 (Gracilis)/비복근 (Gastrocnemius) 족척근 (Plantaris)/슬와근 (Popliteus) 고관절 굴곡근 장요근 (Iliopsoas)/치골근 (Pectineus) 대퇴근막장근 (Tensor Fascia Latae) 단내전근 (Adductor brevis) 장내전근 (Adductor longus) 대내전근 (Adductor magnus) 대퇴직근 (Rectus femoris) 봉공근 (Sartorius) 견관절 신전근 광배근 (Latissimus dorsi) 대원근 (Teres major) 후면 삼각근 (Posterior deltoid) 극하근 (Infraspinatus) 소원근 (Teres minor) 상완삼두근 장두 (Triceps/Long head) 대흉근 흉골지 (Pectoralis major/sternal head)

LEG&ARM

동작

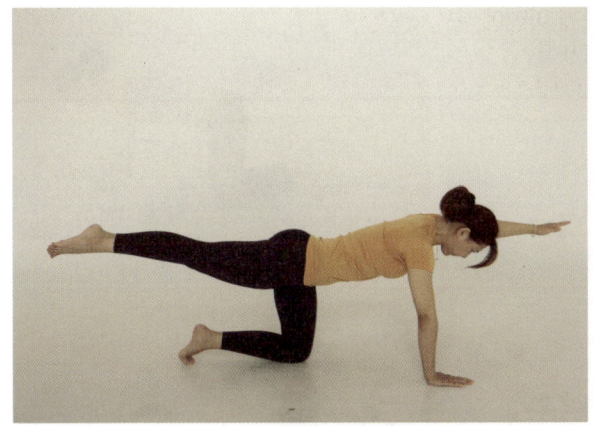 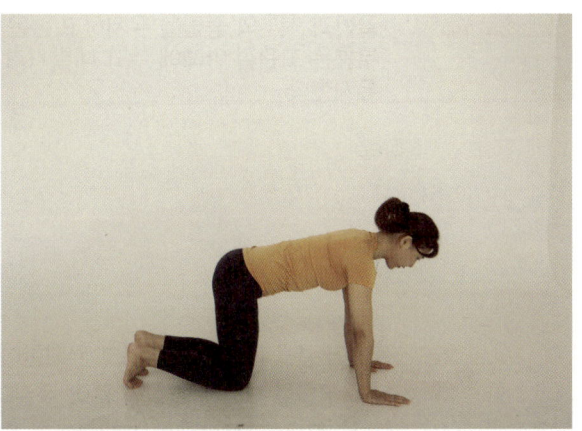

내쉬면서 골반과 척추의 중립을 유지하며 한 쪽 다리의 무릎을 신전하여 천장으로 뻗는 동시에 반대쪽 손도 머리 위로 뻗는다

마시면서 복부를 안정화하며 시작자세로 돌아온다

LEG PULL FRONT PREP

목표	복부 코어의 강화를 통해 밸런스와 조절력을 강화시킨다
Set up	– 골반과 척추의 중립을 유지하고 손은 어깨 아래에, 무릎은 고관절 아래에 두고 네발기기 자세를 유지한다
Rep	5rep
난이도	상

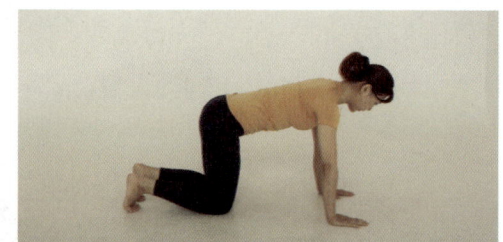

Modification +Variation	무릎을 매트에 구부리고 유지한다 무릎을 매트에서 살짝 들어 올린다 팔꿈치로 몸무게를 지지한다 손 밑에 패드를 댄다
Teaching Tip	상체의 안정화를 돕기 위해 견갑골을 안정화 시킨다 경추는 중립을 유지하고 다른 척추 라인에 맞추어야 한다 팔꿈치가 과신전 되지 않도록 한다 골반에서의 움직임이 없어야 한다
Imge cug	머리 정수리부터 발 뒤꿈치까지 강철처럼 단단해 진다고 상상한다
Spotting	위나 옆에서 골반의 위치를 지지한다
주의사항	손목 터널 증후군을 주의한다
타겟머슬	복압유지근 외복사근 (External oblique) 내복사근 (Internal oblique) 복직근 (Rectus Abdominis) 복횡근 (Transverse abdominis) 횡격막 (Diaphragm) 척추신전근 척추기립근 (Erector spinae) 다열근 (Multifidus) 슬관절 굴곡근 대퇴이두근 (Biceps femoris) 반건양근 (Semitendinosus) 반막양근 (Semimembranosus) 봉공근 (Sartorius)	박근 (Gracilis) 비복근 (Gastrocnemius) 족척근 (Plantaris) 슬와근 (Popliteus) 고관절 굴곡근 장요근 (Iliopsoas) 치골근 (Pectineus) 대퇴근막장근 (Tensor Fascia Latae) 단내전근 (Adductor brevis) 장내전근 (Adductor longus) 대내전근 (Adductor magnus) 대퇴직근 (Rectus femoris) 봉공근 (Sartorius)

LEG PULL FRONT PREP

동작

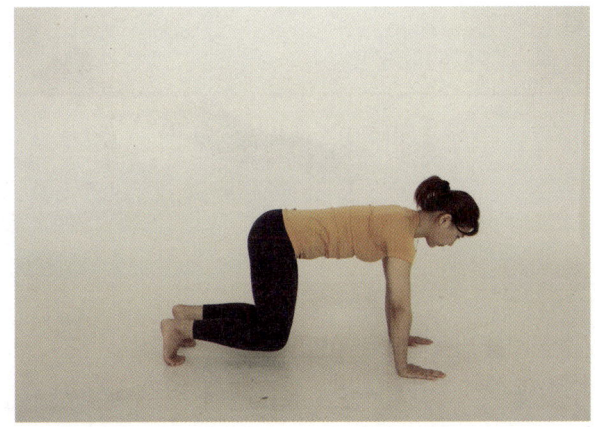 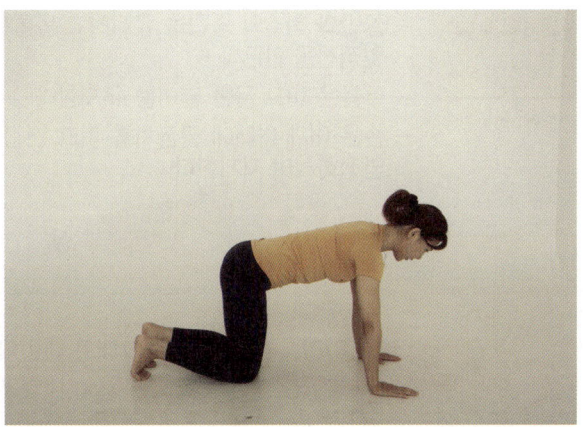

마시면서 골반과 척추의 중립을 유지하며 무릎을 매트에서 살짝 들어준다

마시면서 복부를 안정화하며 시작자세로 돌아온다

LEG PULL FRONT

목표	복부 코어의 강화를 통해 밸런스와 조절력을 강화시킨다
Set up	– 골반과 척추의 중립을 유지하고 몸통은 긴 일직선을 만든다 – 무릎은 펴고 골반 넓이를 유지한다 – 손은 어깨 아래에 팔꿈치를 펴고 견갑을 안정화하여 지지한다
Rep	5rep 난이도 상

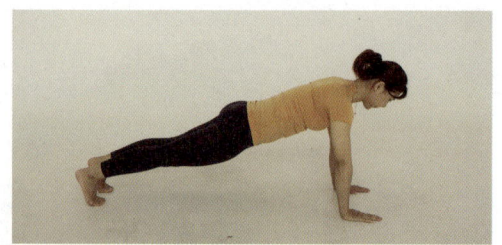

Modification +Variation	다리를 들고 멈추고 그대로 내린다 / 뒷꿈치를 바닥쪽으로 두번 민다 다리를 들 때 Dorsi Flexion 내릴 땐 Plantar Flexion으로 한다
Teaching Tip	체중이 중심에서 앞이나 뒤로 이동 되는 것에 집중한다 다리는 너무 높이 올리지 않는다 / 척추를 움직이지 않고 유지한다 경추나 요추가 늘어지지 않도록 유지한다 / 시작과 끝에 손이 어깨 바로 밑에 오도록 한다 체중이 양손 손바닥 전체 고르게 배분되도록 한다 / 다리는 곧게 펴 유지한다 견갑골을 안정화 하는 것에 집중하고 어깨를 넓게 펴서 유지한다
Imge cug	몸통이 스케이트 보드라고 생각하고 전체를 미끄러진다고 상상한다 다리가 돌아 올 때 대포에서 쏘아졌다고 상상한다 몸이 긴 강철봉이 되어 휘어지지 않는다
Spotting	골반을 손으로 지지한다 / 목 뒤에 손을 위치시키고 터치하여 길어짐을 돕는다 뒤에서 다리를 부드럽게 당겨 저항을 준다
주의사항	어깨, 손목, 발목의 문제를 주의한다
타겟머슬	고관절 신전근 대둔근 (Gluteus maximus) 대퇴이두근 (Biceps femoris) 반건양근 (Semitendinosus) 반막양근 (Semimembranosus) 대내전근 (Adductor magnus) 슬관절 신전근 외측광근 (Vastus lateralis) 중간광근 (Vastus intermedius) 내측광근 (Vastus medialis) 대퇴직근 (Rectus femoris) 대퇴근막장근 (Tensor Fascia Latae) 견갑골 전인근 소흉근 (Pectoralis minor) 전거근 (Serratus anterior) 견관절 굴곡근 전면 삼각근 (Anterior deltoid)	대흉근 쇄골두 (Pectoralis major/Clavicul head) 오훼완근 (Coracobrachialis) 상완이두근 단두 (Biceps / Short head) 족관절 배측굴근전경골근 (Tibialis anterior) 장지신근 (Extensor digitorum longus) 제 3비골근 (Peroneus tertius) 장무지신근 (Extensor hallucis longus) 족관절 저측굴근 비복근 (Gastrocnemius) 넙치근 (Soleus) 족척근 (Plantaris) 장비골근 (Peroneus longus) 단비골근 (Peroneus brevis) 후경골근 (Tibialis posterior) 장무지굴근 (Flexor hallucis longus) 장지굴근 (Flexor digitorum longus)

LEG PULL FRONT

동작

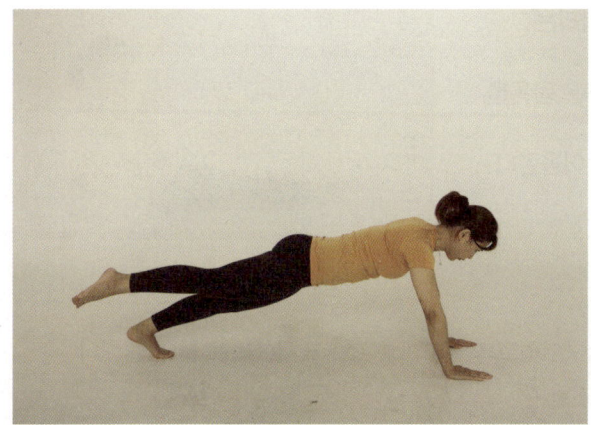

내쉬면서 몸을 뒤로 움직이면서 지지하는 발목을 dorsi flexion 한다

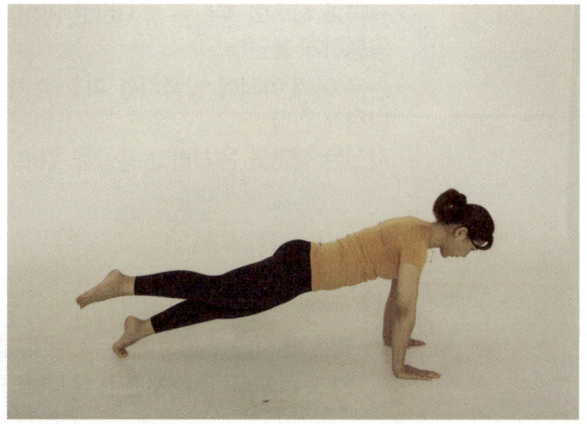

내쉬면서 몸을 뒤로 움직이면서 지지하는 발목을 plantar flexion 한다

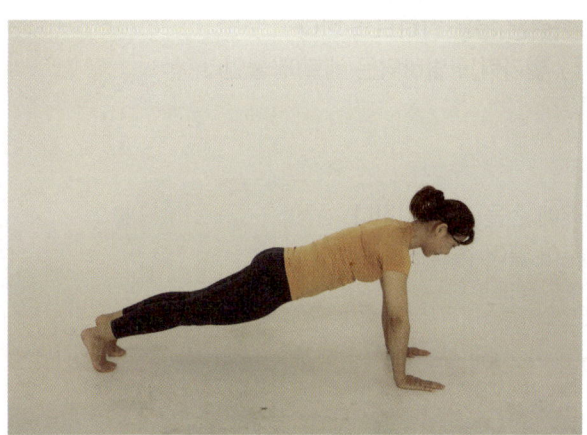

내쉬면서 다리를 내려 돌아온다 (반대 다리도 진행한다)

LEG PULL BACK

목표	복부 코어의 강화를 통해 밸런스와 조절력을 강화시킨다
Set up	– 골반과 척추의 중립을 유지하고 앉아, 다리는 평행하게 붙인다 – 손은 어깨 아래에 팔꿈치를 펴고 손가락은 몸통을 향하게 한다 – 시선은 정면을 응시하고 흉골을 위로 들어올린다
Rep	5rep　　　난이도　상

Modification +Variation	발은 편평하게 매트에 두고, 무릎을 구부리고 힙을 Table top 포지션으로 들어 올린다 Kick 하지 않고 포지션만 유지한다
Teaching Tip	힙을 들어 올리는 것, 손으로 계속 땅을 밀어 내는 것에 집중한다 다리를 내릴 때, 내려가는 다리에 대항해서 골반을 끌어 올린다 다리를 빠르게 끌어 올리고, 내릴 때는 저항하며 내린다 머리와 시선을 앞을 본다 / 가슴을 들어 올려 어깨와 같은 높이로 유지한다 손은 어깨 바로 밑에 오도록 하고, 손가락은 몸을 향하도록 한다 팔꿈치가 과신전이 되지 않도록 한다 / 발가락과 발바닥은 매트에 붙인다
Imge cug	골반 위에 쟁반의 균형을 유지한다
Spotting	옆에서 어깨의 밑과 Lower back 아래에 손을 대 지지한다 ASIS 위에 양손으로 가볍게 압력을 주어 끌어 올리도록 한다
주의사항	어깨, 손목 문제를 주의한다 무릎 통증과 과신전을 주의한다
타겟머슬	고관절 신전근 대둔근 (Gluteus maximus) 대퇴이두근 (Biceps femoris) 반건양근 (Semitendinosus) 반막양근 (Semimembranosus) 대내전근 (Adductor magnus) 슬관절 신전근 외측광근 (Vastus lateralis) 중간광근 (Vastus intermedius) 내측광근 (Vastus medialis) 대퇴직근 (Rectus femoris) 대퇴근막장근 (Tensor Fascia Latae)

4POINT 05

LEG PULL BACK

동작

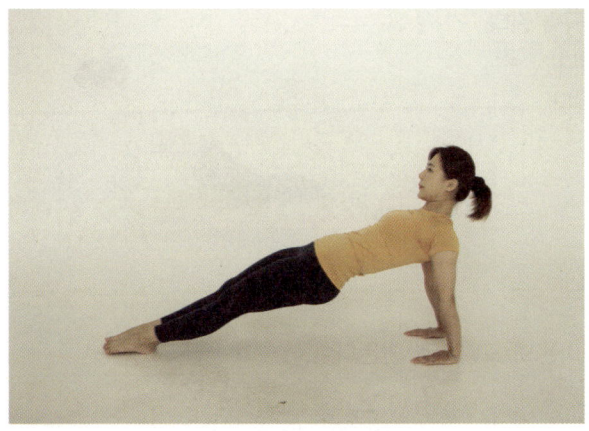

내쉬면서 골반을 들어올려 몸통을 길게 일직선을 만든다

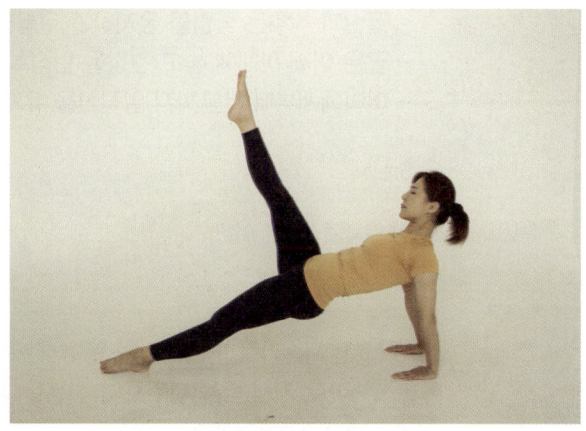

마시면서 골반과 척추를 중립으로 유지할 수 있는 만큼 한 쪽 고관절을 굴곡하여 천장쪽으로 들어올린다

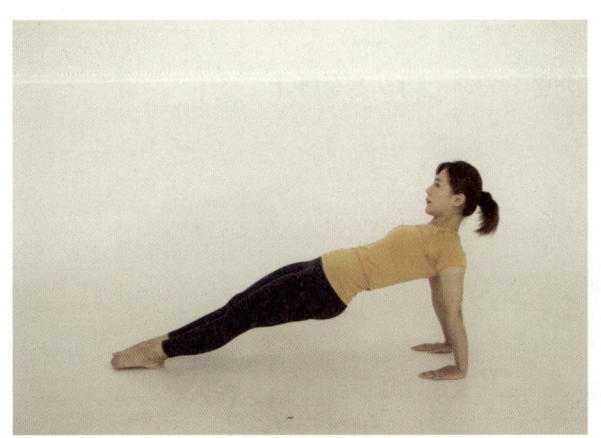

내쉬면서 다리를 길게 뻗어 내린다(반대쪽도 진행한다)

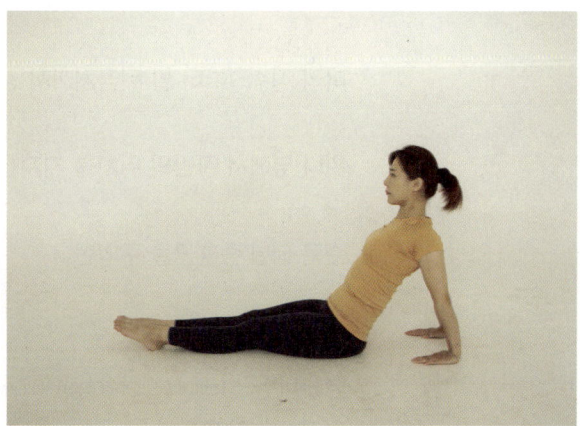

마시면서 엉덩이를 내려 돌아온다

PUSH UP PREP

목표	복부 코어의 강화를 통해 밸런스와 조절력을 강화시킨다
Set up	– 골반과 척추는 중립을 유지하고 무릎을 구부린다 – 팔은 어깨 아래에 놓고 견갑을 안정화한다 – 머리에서부터 무릎까지 일직선을 유지한다
Rep	5rep
난이도	상

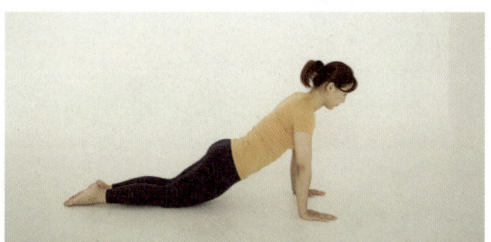

Modification +Variation	엄지손가락과 손가락을 붙여서 다이아몬드 모양으로 만든다 바로 서서 벽을 마주보며 진행한다
Teaching Tip	골반을 들거나 주저 앉지 않도록 한다 견갑골의 안정성에 집중하고 어깨를 넓게 편다 경추를 중립으로 유지하여 다른 척추들과 라인을 맞춘다
Imge cug	머리 정수리부터 발 뒤꿈치까지 강철처럼 단단해 진다고 상상한다
Spotting	위나 옆에서 골반의 위치를 지지한다
주의사항	손목 터널 증후군을 주의한다
타겟머슬	주관절 굴곡근 상완이두근 (Biceps brachii) 상완근 (Brachialis) 상완요골근 (Brachioradialis) 원회내근 (Pronator teres) 견갑골 후인근 중부 승모근 (Middle trapezius) 능형근 (Rhomboid) 주관절 신전근 상완삼두근 (Triceps brachii) 주근 (Anconeus) 견갑골 전인근 소흉근 (Pectoralis minor) 전거근 (Serratus anterior)

4POINT 06
PUSH UP PREP

동작

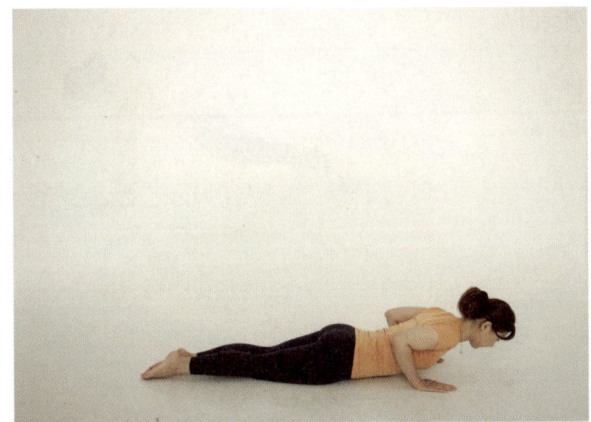
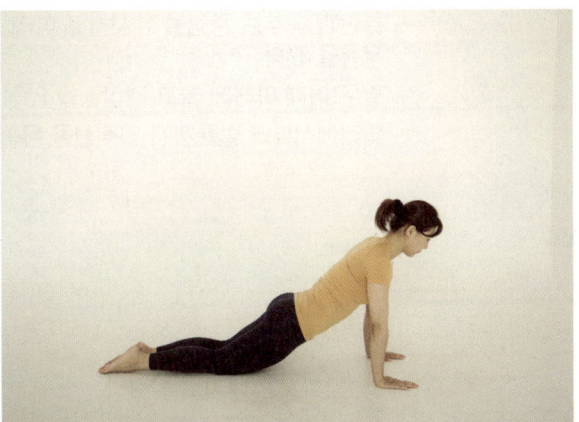

마시면서 척추와 골반의 중립을 유지하고 팔꿈치를 구부린다   **내쉬면서** 팔꿈치를 편다

PUSH UP

목표	복부 코어의 강화를 통해 밸런스와 조절력을 강화시킨다
Set up	– 골반과 척추는 중립을 유지하고 다리는 평행하게 무릎을 편다 – 팔은 어깨 아래에 놓고 견갑골을 안정화한다 – 머리에서부터 발끝까지 일직선을 유지한다
Rep	5rep 난이도 상

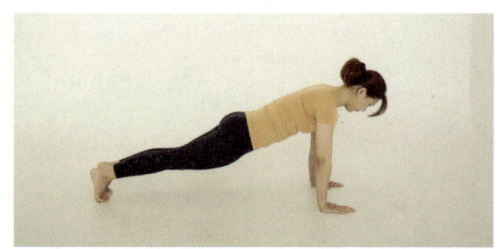

Modification +Variation	개수를 적게 한다 반까지만 내리고 올린다 Prep 자세로 진행한다
Teaching Tip	상체가 안정화 될 수 있도록 견갑골을 안정화 시킨다 어깨를 아래로 끌어내린다 손은 어깨 바로 아래에 오도록 하고 손가락은 엄지까지 다 모은다 골반을 들거ㅏ 주저 않지 앉도록 주의한다 경추의 중립을 유지해 다른 척추들과 라인을 맞춘다 팔꿈치의 움직임 보단 견갑골의 안정화에 더 집중한다 가슴이 주저 앉지 않도록 주의한다
Imge cug	바닥을 바위라고 생각하고 밀어낸다 머리에서 뒷꿈치까지 강철처럼 꼿꼿하다고 상상한다
Spotting	복부나 골반을 잡아 푸쉬업을 돕는다
주의사항	손목 터널 증후군이나 등,어깨 문제를 주의한다 Push up을 하기 전 반드시 Leg pull front 동작을 하여야 한다

타겟머슬		
	주관절 굴곡근 상완이두근 (Biceps brachii) 상완근 (Brachialis) 상완요골근 (Brachioradialis) 원회내근 (Pronator teres)	주관절 신전근 상완삼두근 (Triceps brachii) 주근 (Anconeus)
		견갑골 전인근 소흉근 (Pectoralis minor) 전거근 (Serratus anterior)
	견갑골 후인근 중부 승모근 (Middle trapezius) 능형근 (Rhomboid)	
		복압유지근 외복사근 (External oblique) 내복사근 (Internal oblique) 복직근 (Rectus Abdominis) 복횡근 (Transverse abdominis) 횡경막 (Diaphragm)
	척추신전근 척추기립근 (Erector spinae) 다열근 (Multifidus)	

PUSH UP

동작

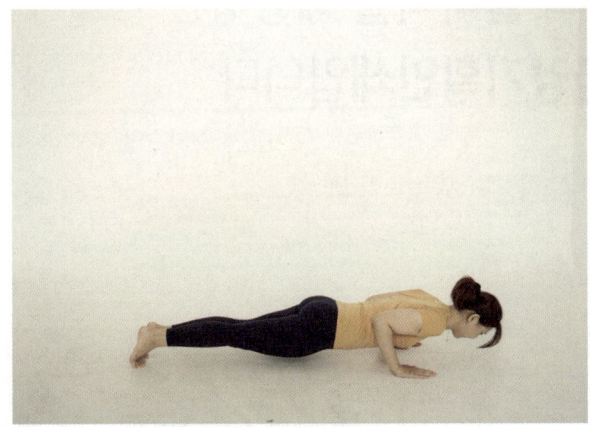
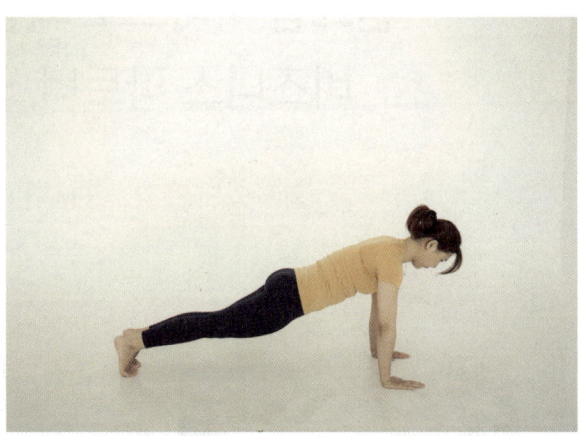

마시면서 척추와 골반의 중립을 유지하고 팔꿈치를 구부린다　　**내쉬면서** 팔꿈치를 편다

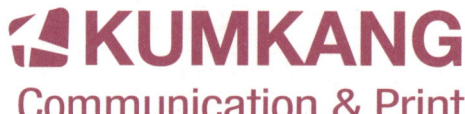
KUMKANG
Communication & Print

원스탑 서비스로 **최상의 퀄리티**를 제공하는 비즈니스 파트너, **금강기획인쇄**입니다.

기획디자인 | 인쇄 | 후가공 | 포장 | 배송

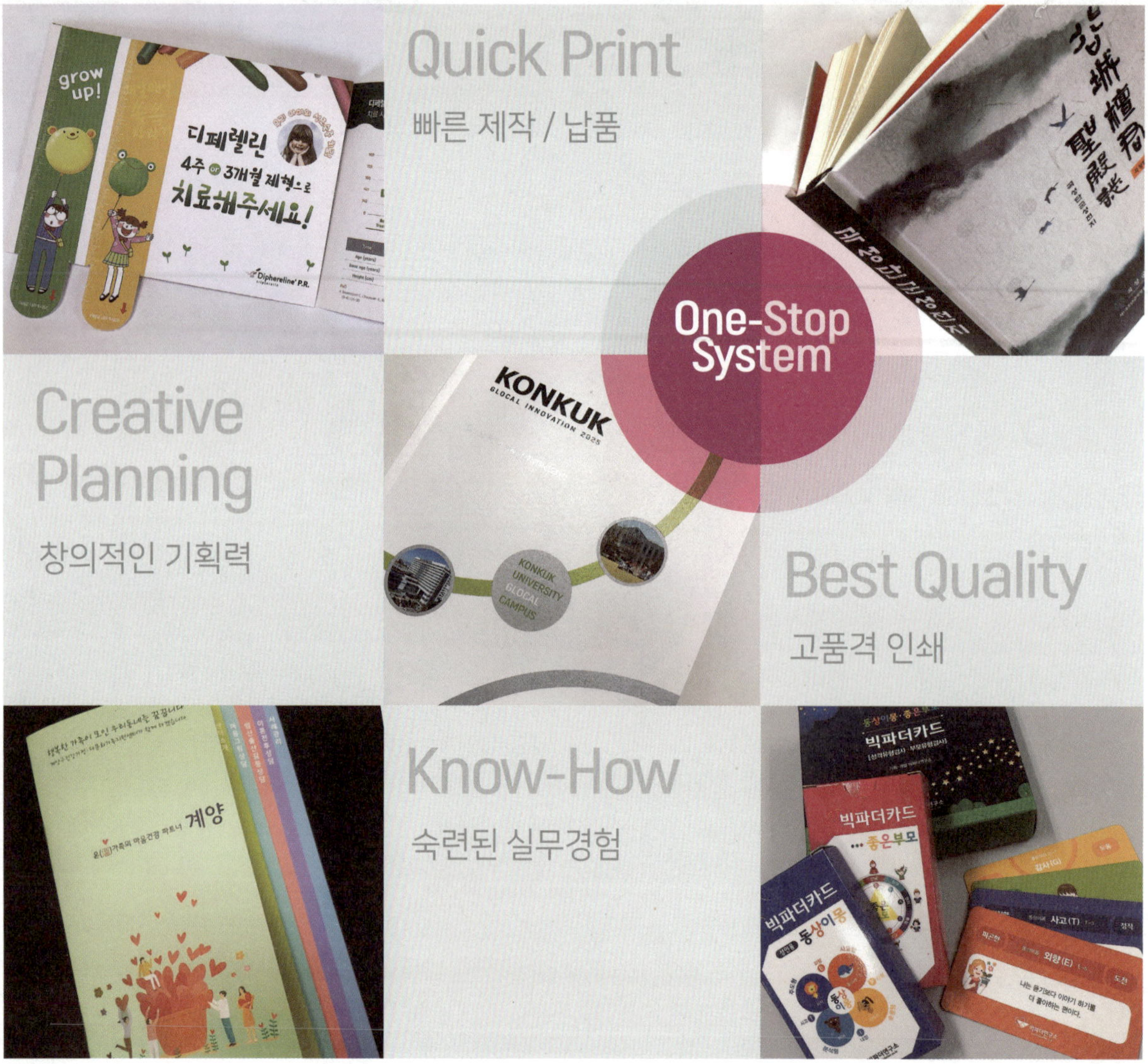

Quick Print
빠른 제작 / 납품

Creative Planning
창의적인 기획력

One-Stop System

Best Quality
고품격 인쇄

Know-How
숙련된 실무경험

ADDRESS.
- 서울시 중구 퇴계로 37길 18 세린빌딩 3층
- 서울시 성동구 아차산로 17길26, 4층

CONTACT.
02.2266.6750
sung6759@naver.com

WEBHARD.
kumkang6759 / 6759

WEBPAGE.
www.kkcp.co.kr